E AGORA, O QUE FAZER?

Dados Internacionais de Catalogação na Publicação (CIP)
(Câmara Brasileira do Livro, SP, Brasil)

Posternak, Leonardo
  E agora, o que fazer? A difícil arte de criar os filhos / Leonardo M. Posternak, Magdalena Ramos ; [ilustrações Miguel Paiva]. – 2. ed. – São Paulo : Ágora, 2004.

  ISBN 85-7183-887-9

  1. Crianças – Criação 2. Família – Aspectos psicológicos 3. Pais e filhos 4. Papel dos pais 5. Relações familiares I. Ramos, Magdalena. II. Paiva, Miguel. III. Título.

04-5539   CDD-649.1

Índices para catálogo sistemático:
1. Criação de filhos : Vida familiar 649.1
2. Filhos : Criação : Vida familiar 649.1

Compre em lugar de fotocopiar.
Cada real que você dá por um livro recompensa seus autores
e os convida a produzir mais sobre o tema;
incentiva seus editores a encomendar, traduzir e publicar
outras obras sobre o assunto;
e paga aos livreiros por estocar e levar até você livros
para a sua informação e o seu entretenimento.
Cada real que você dá pela fotocópia não autorizada de um livro
financia o crime
e ajuda a matar a produção intelectual de seu país.

E AGORA, O QUE FAZER?

A difícil arte de criar os filhos

Magdalena Ramos
Leonardo Posternak

EDITORA
ÁGORA

E AGORA, O QUE FAZER?
A difícil arte de criar os filhos
Copyright © 2004 by Magdalena Ramos e Leonardo M. Posternak
Direitos desta edição reservados por Summus Editorial

Capa: **All Print, com desenho de Miguel Paiva**
Ilustrações: **Miguel Paiva**
Projeto gráfico, diagramação e fotolitos: **All Print**
Impressão: **Sumago Gráfica Editorial Ltda.**

Editora Ágora

Departamento editorial:
Rua Itapicuru, 613 – 7º andar
05006-000 – São Paulo – SP
Tel.: (11) 3872-3322
Fax: (11) 3872-7476
http://www.editoraagora.com.br
e-mail: agora@editoraagora.com.br

Atendimento ao consumidor:
Summus Editorial
Tel.: (11) 3865-9890

Vendas por atacado:
Tel.: (11) 3873-8638
Fax: (11) 3873-7085
e-mail: vendas@summus.com.br

Impresso no Brasil

Dedicamos este livro às nossas famílias e aos nossos pacientes por ter-nos permitido aprender com eles.

AGRADECIMENTOS

Queremos agradecer a valiosa colaboração de *Suzy Zveibil Cortoni* e *Cecília Russo Troiano*, autoras da pesquisa de campo que nos ajudou a relacionar o nosso trabalho clínico com as famílias dentro dos consultórios e suas vivências em seu "hábitat natural".

A *Heitor Fecarotta*, da *Escola Vera Cruz*, por sua participação no capítulo "A escola e os caminhos da adaptação", e por sua total disponibilidade para ajudar na realização deste livro.

A *Célia Cassis* pela revisão do texto e a *Magaly Ziani* pela digitação dos originais.

SUMÁRIO

Apresentação 11

Prefácio 13

1 NOTAS INTRODUTÓRIAS: O PORQUÊ DESTE LIVRO 15

2 O RELACIONAMENTO DO CASAL 19

3 O NASCIMENTO 45

4 DO NASCIMENTO AOS 12 MESES 63

5 A CRIANÇA DOS 12 AOS 24 MESES 97

6 A CRIANÇA DOS 24 AOS 36 MESES 129

7 POR QUE A FAMÍLIA? 161

8 A CRIANÇA E O BRINCAR 189

9 A LINGUAGEM CORPORAL DA CRIANÇA 203

10 A ESCOLA E OS CAMINHOS DA ADAPTAÇÃO 225

Apêndice 241

APRESENTAÇÃO

Honra-nos, como direção da Faculdade de Psicologia da PUC-SP e como membros dessa universidade, apresentar este livro da professora Magdalena Ramos, em co-autoria com o pediatra Leonardo Posternak, pois, com esta obra, se cumpre um dos papéis mais importantes da universidade: produzir, sistematizar e distribuir conhecimentos que possam permitir a todos um avanço na compreensão que se tem do mundo cotidiano.

Permitir a reflexão sobre as relações familiares, superando conceitos e idéias preconceituosas e dogmáticas é, sem dúvida, uma enorme contribuição.

Os dados de pesquisas e informações obtidos por intermédio dos meios de comunicação de massa têm possibilitado verificar que as relações familiares vêm sendo fonte de grandes conflitos, chegando mesmo à violência. Ao mesmo tempo, são esses meios de comunicação que transmitem uma imagem idealizada dessas relações, como provedoras de afeto e felicidade. Este livro vem contribuir para que as relações familiares possam ser vistas ainda como fonte de afeto e de conflitos, mas, principalmente, como algo que precisa ser "cuidado" para poder permitir o desenvolvimento de seus membros. Para isso é necessário o conhecimento das crises previsíveis enfrentadas pelo casal de pais.

Os autores trazem a trama das relações familiares numa linguagem acessível ao público em geral. Sem respostas prontas ou receitas "do que fazer", o livro vai desvendando o mundo do desenvolvimento das crianças, do nascimento até os 3 anos, permitindo que os pais, que acompanham esse desenvolvimento desempenhando um papel fundamental, possam perceber e compreender a realidade que lhes é tão familiar, e ao mesmo tempo, tão desconhecida.

Aproximar a universidade, a ciência e o conhecimento da psicologia da população que, por diversos fatores, fica distante da universidade e/ou distante da psicologia é o maior mérito desta obra. Como dirigentes da PUC-SP temos a enorme satisfação de contribuir para que este livro possa chegar ao seu destino: os pais que constroem cotidianamente, com seus filhos, a trama das relações familiares.

Ao realizar essa tarefa, engrandece-se a universidade.

Prof. Dr. Antônio Carlos Caruso Ronca
Reitor da PUC-SP

Profª Dra. Ana Mercês B. Bock
Diretora da Faculdade de Psicologia da PUC-SP

PREFÁCIO

Argentinos.

Estávamos em 1981 e eu ainda não havia digerido direito ter perdido a Copa da Argentina para a Argentina, na Argentina. Uma copa decidida nos porões da ditadura militar, em 1978. Odiava os argentinos e os peruanos.

Os argentinos contrários ao regime de emagrecimento através de dieta de vitelas & videlas brotavam pelo Brasil. Estão tirando o emprego dos brasileiros, bradávamos nós que, anos antes, havíamos invadido o Chile e fugido após 1973. Os latino-americanos não tinham mais pátria. Mas a solidariedade, como sempre, crescia. Éramos uma imensa América Latrina, para usar um péssimo trocadilho da época.

E foi em 1981, dizia, que eu e a Marta, então minha esposa, não sei como, saímos da cama de casal e caímos no divã da Magdalena, que mal falava o português (aliás, não aprendeu até hoje).

Salve o nosso casamento, que a gente tem dois filhos pequenos etc. Ela salvou: foi cada um para seu lado e seguimos, muito bem, a nossa vida. Felizes.

Hoje somos excelentes ex-casados. Você sabe que manter boas relações entre ex-casados é muito mais difícil e importante do que entre casais. Em matéria de ex-marido, sou (acho) um sucesso. Marta (tenho certeza) também.

E os filhos? "Quatro anos e dois e meio!", clamavam os avós! É o fim do mundo.

Um dia a Marta me conta que pintou um médico argentino na escola das crianças e disse que a mãe que afirma que o filho não come nada está mentindo. Antônio não comia nada. Se o filho não come nada, morre! Elementar, meu caro Posternak. Meus filhos estão vivos. Aliás, vivíssimos. Capetas. Não sei bem por que, mas ela ficou vivamente impressionada com a argentina afirmação. Resolveu contratar os serviços do tanguista de plantão.

Surge lá em casa o jovem Leonardo para ver o Antônio. Sei lá por que, levou uma garrafa de vinho. O cara é doido, dos bons, pensei. Aquela foi apenas a nossa primeira garrafa. Sim, outras viriam. Tintos.

Durante muitos anos a Magdalena continuou cuidando da Marta e o Leonardo, do Antônio, e, depois, da Maria.

Quem diria, três anos depois da maldita copa, eu colocando nas mãos e nas cabeças de dois argentinos nossas cópulas e rebentos.

Posso garantir que os três cresceram muito bem, e eu, quem diria, até parei de beber vinho e outros etílicos.

Dezessete anos se passaram. Encontro com os dois novamente. Escreveram este livro. Me pedem o prefácio. Intimam, para dizer o mínimo.

Só tenho uma coisa a dizer. Os dois são bem melhores que a seleção argentina de 78. A Magdalena conhece a fundo os casais brasileiros. Leonardo saca o produto interno bruto dos casais: os filhos.

São bem melhores que o Mario Alberto Kempes e o Bertoni. Atacam os temas com sutil profundidade. Driblam nossos problemas, arrematam com a esquerda e com a direita. E sabem como ninguém fazer gol com a cabeça.

Aqui, no gramado do livro, o jogo é limpo, como é limpa a alma deles e a dedicação aos casais e às crianças brasileiras.

A Magdalena e o Leonardo, quem diria...

Eu, eu diria!

Mário Prata

1
NOTAS INTRODUTÓRIAS: O PORQUÊ DESTE LIVRO

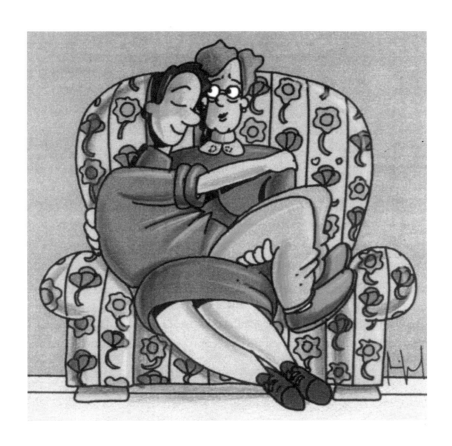

– Mamãe, eu não quero ir à escola!
– Meu filho, você precisa ir!
– Mas mãe, eu não gosto dos alunos, eles são chatos, os professores também são chatos, tudo é chato por lá!
– Meu filho, você já tem 43 anos, é o diretor.
TEM DE IR À ESCOLA!

Essa piada mostra que os filhos, em cada momento evolutivo, têm capacidades e necessidades especiais que precisam ser acolhidas e entendidas, mas também, orientadas e limitadas, para evitar futuras inadequações.

Queremos, neste livro, informar sobre as diferentes capacidades que a criança adquire, desde o nascimento até os primeiros três anos de vida, e ainda orientar os pais para acompanhar seu crescimento. Nossa intenção é também alertar os novos casais a respeito da distância que separa o momento da paixão da necessária construção do relacionamento, e sobre a diferença entre a etapa do namoro e a difícil vida em comum.

Reconhecemos também que os casais são bombardeados pela propaganda, que os apresenta sempre intensamente enamorados e mostra a família relacionando-se em perfeita harmonia, imersa em um bucólico remanso de paz. O interesse da propaganda é a venda de produtos. Nosso compromisso é com a saúde.

Queremos falar do que acontece na realidade com o relacionamento, desfazendo fantasias e auxiliando na reflexão sobre as dificuldades, para promover um diálogo produtivo que articule melhor o relacionamento.

Quem já não se perguntou se a paixão do parceiro continua, ou por que o filho não come, ou o que fazer durante as birras da criança? Todo processo de crescimento provoca desequilíbrios momentâneos denominados **crises evolutivas ou previsíveis**.

Se nesses momentos de dificuldade os pais não conseguem reagir adequadamente, pequenos transtornos circunstanciais poderão transformar-se em alterações mais severas ou até mesmo em doenças.

O conhecimento dos aspectos normais do desenvolvimento da criança é um campo pouco valorizado e explorado tanto pela pediatria como pela psicologia. Sem sintomas e sem doenças, uma criança geralmente não consegue despertar interesse por parte dos profissionais da área, que possuem basicamente uma formação que privilegia o registro das enfermidades e seus sintomas, antes de dar valor aos cuidados com a saúde.

Nossa proposta é justamente cuidar da saúde e da sua manutenção, observar os pequenos desvios e transtornos incipientes, para serem atendidos logo, e detectar as doenças psicoemocionais mais rapidamente, a fim de dar-lhes um tratamento adequado.

Acreditamos que nossa tarefa seja mais frutífera quando conseguimos trabalhar no campo da PREVENÇÃO, antecipando-nos a possíveis conflitos que a família pode atravessar. Por isso o livro tenta focalizar e alertar sobre temas que comprovadamente formam o leque das dificuldades que os pais vão encontrar durante o crescimento dos filhos.

As crianças emitem sinais e os pais deveriam aprimorar sua sensibilidade para vê-los, ouvi-los e atendê-los. Conhecer a etapa evolutiva que o filho está atravessando, com suas necessidades e dificuldades, ajuda a detectar sinais, entrar em melhor sintonia e estabelecer diálogo com o filho, dando-lhe o apoio tão necessário.

Sabemos também que a escola representa para a criança o primeiro contato com o mundo externo. Consideramos que essa delicada passagem entre família e escola deve se realizar de maneira adequada, já que esse será o alicerce que permitirá à criança sentir-se segura para enfrentar outros desafios no desconhecido mundo externo. Queremos dar subsídios aos pais para que possam ajudar os filhos a atravessar a ponte entre sua casa e a escola, ou seja, entre a família e o mundo.

A pesquisa de campo, feita com as famílias em seu hábitat natural, possibilitou completar a visão do que se passa tanto dentro como fora do consultório a respeito dos diferentes temas abordados.

Escolhemos trabalhar com o desenvolvimento normal da criança e suas crises previsíveis até os 3 anos, por considerar que essa é uma etapa importante, na qual se criam os vínculos familiares e se organiza a base psíquica da personalidade da criança.

Em nossos 25 anos de trabalho clínico em áreas diferentes – a pediatria e a psicologia –, embora trabalhando com o mesmo objeto de estudo (a família), pudemos observar o sofrimento dos pais perante as dificuldades inerentes ao crescimento dos filhos.

Porque confiamos na capacidade que os pais têm de aprender com seus filhos e de refletir quando são auxiliados, gostaríamos de fornecer-lhes algumas informações que podem ajudar no difícil e apaixonante processo de criar os filhos.

2
O RELACIONAMENTO DO CASAL

...Eu possa me dizer do amor (que tive):
Que não seja imortal, posto que é chama
Mas que seja infinito enquanto dure.

Vinícius de Moraes
Soneto de fidelidade

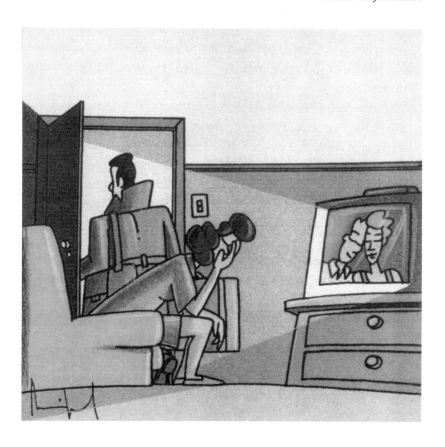

A PAIXÃO

Casaram-se e foram felizes para sempre...
Que bom se fosse assim. Nós, você, cada ser humano, o mundo inteiro se ilude com esse sonho embutido no começo de qualquer história de amor. É uma deliciosa fantasia. Mas na realidade, o romantismo e o entusiasmo que costumam acompanhar a exclamação "achei minha cara metade!" são apenas o produto do início da paixão.

E o que é a paixão? Um sentimento avassalador que, com freqüência, se contrapõe à lucidez e à razão. Na fase da paixão, tudo é vivido intensamente. O prazer está ali, focado na relação, todos os atos e pensamentos querem ser compartilhados com a pessoa amada. A vida tem um encanto especial. Ficamos mais sensíveis, mais fortes e corajosos, enxergamos as cores mais vívidas, ouvimos com maior vibração qualquer melodia. Nosso rosto se ilumina: enfim, somos felizes.

Mas existe um outro dado nesse "paraíso": o estado de graça não pode ser perdido. Então, em muitos momentos, o apaixonado é tomado pela ameaça e pelo medo de perder tamanha felicidade. Isso provoca tanta insegurança e sofrimento que não é demais afirmar: ninguém toleraria viver nesse estado de tensão o tempo todo. Contudo, todos nós desejaríamos viver eternamente apaixonados.

A paixão é apenas uma etapa da relação amorosa e é natural que seja assim.

Nessa fase, se um apaixonado perguntar para o outro: "Do que você gosta mais em mim?", a resposta provavelmente será: "De tudo". E não é mentira, realmente acreditamos nisso. Porque de fato estamos nos relacionando com um parceiro ideal, não com o real. Estamos nos relacionando com uma imagem criada e recriada por nós desde a adolescência. E esperamos que esse ser idealizado responda a todas as nossas necessidades e desejos, e que possa até adivinhar nosso pensamento, a fim de que não precisemos sequer falar para termos nossas vontades atendidas.

Além de "ler pensamentos", esse parceiro seria muito atencioso, carinhoso e só almejaria nos agradar. O par ideal possuiria muitas virtudes e quase nenhum defeito. Sua personalidade teria sido moldada para encaixar perfeitamente na nossa, e com ele iríamos formar uma relação de total sintonia.

Temos de convir que esse "personagem" pode existir apenas como desejo de nossa imaginação: foi criado para complementar o sonho de viver a dois. Mas sabemos que entre essa fantasia e a realidade existe um hiato, e por melhor que seja nosso parceiro, nunca conseguirá atingir o personagem dos sonhos. Essa é uma situação frustrante para ambos, tanto para "quem imagina" quanto para "quem é imaginado".

O homem e a mulher, quando se casam, casam-se com o casamento, não com a pessoa.
Casam-se com essa relação idealizada, com esse "personagem" que pouco parece com o real.

Os casais terão de atravessar a difícil ponte entre a fantasia e a realidade, e nessa travessia, muito da roupagem com a qual o parceiro foi vestido será perdida. É nessas horas que para muitos casais surge a pergunta: o que restou do meu personagem idealizado na vida real?

Vale a pena investir numa relação depois do momento da paixão? O difícil, para um casal, é justamente aceitar a passagem do estado da paixão para a fase do amor. Admitir a necessidade de construir o relacionamento com a pessoa que está à sua frente, não com o personagem. O que acontece, então, com os que desejam viver permanentemente em estado de paixão? Quando sentem o fim do "estado de graça", rompem com o parceiro e saem em busca de outro paraíso, com a ilusão de que dessa vez será para sempre. Não percebem que fracassarão de novo, simplesmente porque a paixão eterna... não existe.

A convivência

As pesquisas falam alto. No Brasil, entre 1990 e 1994, as separações judiciais amigáveis aumentaram 22%, e as litigiosas, 38%. Enquanto isso, a grande maioria das pessoas continua apostando no amor e desejando ardentemente encontrar a felicidade na vida a dois. Mais do que natural. Afinal, a publicidade nos bombardeia dia a dia – para vender desde sabonetes até luxuosos apartamentos – e usa e abusa da "miragem" daquele casal em clima de pura paixão, andando de mãos dadas numa praia deserta...

A necessidade de ver a união do casal como mágica e perfeita (que tantos anúncios exploram) está ligada a um desejo inerente a todo ser humano: o de ser "completado". Sim, porque nos sentimos sozinhos e desamparados desde que nascemos, desde que fomos separados do aconchegante útero materno.

A relação com a mãe é assim tão intensa porque é imprescindível para nosso crescimento e para a própria vida, em função da fragilidade e da necessidade de proteção com que nasce todo ser humano. Mais tarde, porém, quando atingimos a independência e nos desprendemos dos vínculos familiares, somos atraídos por um parceiro. É com ele que vamos querer, então, criar uma relação de "complemento". Nosso escolhido será "aquele que completa".

É uma ilusão? Que seja, mas nos permite diminuir o medo da solidão e a sensação de incompletude. A fantasia de encontrar a outra metade é vivida intensamente quando nos apaixonamos – e ela nos afasta da realidade com a qual mais tarde teremos de deparar.

Na fase da paixão, tudo se perdoa e tudo se tolera, porque acreditamos ter encontrado quem "nos completa". Todo o relacionamento se concentra em momentos de encantamento, de paz. Ficamos "cegos" para o que nos incomoda em nosso parceiro. Apostamos firmemente na relação: esperamos que conosco seja tudo diferente, embora os exemplos que nos rodeiam mostrem que o relacionamento de um casal nem sempre é um mar de rosas, a começar pela relação de nossos pais.

Porém, se alguma coisa nos incomoda, parece sempre tão irrelevante... Se descobrimos algo que nos desagrada, não temos de tolerá-lo por muito tempo, já que não moramos juntos. E curiosamente imaginamos que qualquer problema que apareça será resolvido depois, com a convivência.

O que não percebemos é que, mais tarde, ao morar juntos, aparecerão inevitavelmente dificuldades, e é nessa hora que conheceremos um pouco melhor nosso real companheiro, e em conseqüência, tomaremos contato com as diferenças que nos incomodam.

Quando uma mulher apaixonada pensa: "Ele é muito ciumento, me sinto limitada e mal interpretada quando ele faz escândalos porque tomo um chope com os colegas de trabalho... Mas quando nos casarmos, será diferente, ele estará mais seguro a meu respeito...", ela se engana. Na maioria das vezes, o namorado ciumento se sentirá, depois de casado, com mais direito de "defender sua honra", já que agora tem a "sua mulher".

Em outro exemplo, poderíamos ter como protagonista uma mulher igualmente ciumenta, pois ciúme não tem sexo. Nem é preciso dizer que nenhum problema de ciúme se resolve com a mudança de estado civil...

Uma armadilha na qual caem muitas pessoas é a de se sentirem atraídas por parceiros com características muito diferentes e até opostas às suas. Elas se atraem feito ímãs. Mas o que funciona como chamariz na fase de namoro costuma ser fonte de conflito na hora da vida a dois! O leitor pode perguntar: então, só dão certo os que forem muito parecidos? Não. Na verdade, o que ajuda é poder encontrar um equilíbrio entre as características que nos atraem e a tolerância para com as diferenças que nos incomodam.

Os conflitos que se manifestam (embora sutilmente) já na época do namoro não se resolvem magicamente com a convivência. Uma relação tem de ser construída dia a dia: não nasce pronta nem será sempre perfeita. Mas como construí-la? Apoiando-se no outro num ambiente de confiança e de segurança; respeitando as individualidades e aceitando as diferenças; estimulando os interesses próprios e os do outro; favorecendo o intercâmbio dos interesses compartilhados, criando laços de cumplicidade e companheirismo. Isso é fácil? Nem um pouco...

Mais fácil, aparentemente, é compartilhar apenas uma vida "administrativa". E há tantos que só conhecem esse modelo de casamento! Cuidam da casa, dos filhos, dividem a responsabilidade pelas tarefas domésticas, mas não cuidam da própria relação. É como se suas vidas fossem vividas em paralelo. Tal dinâmica muitas vezes é motivada por conflitos não-conversados, não-resolvidos, o que gera uma espécie de isolamento dos parceiros, que se habituam a esconder suas dificuldades.

> *Casais assim às vezes até conseguem cuidar bem*
> *da "empresa família" que possuem em comum,*
> *mas não conseguem sequer olhar para o*
> *enorme vazio entre o homem e a mulher.*

Ou seja, são eficientes e competentes em relação à "pessoa jurídica" e falhos como "pessoas físicas" na hora de cuidar do relacionamento.

Pode-se imaginar o peso exigido por uma vida a dois sem os prazeres que a boa convivência afetiva proporciona. A saída mais comum? É uma saída, literalmente: a separação, em vez do trabalho diário de cuidar da relação.

Por que é tão difícil a vida a dois?

Em geral, espera-se da vida a dois muito mais do que ela pode dar. A relação freqüentemente tem de conter frustrações provenientes das áreas individuais de cada cônjuge. Se uma mulher tem dificuldades para ganhar dinheiro, é mais fácil atribuir essa frustração ao seu marido. Ela pode pensar: se meu marido tivesse mais dinheiro, eu não teria de me preocupar com isso.

Cada parceiro possui necessidades afetivas e quer ser acolhido, mas nem sempre o companheiro tem disponibilidade para tanto. Isso provoca frustração, especialmente naqueles dias em que parece que tudo dá "errado" e se espera que o cônjuge seja solidário diante dos percalços ocorridos.

Cada um dos cônjuges traz seu próprio modelo familiar, carregado de valores, normas, costumes e metas a serem alcançados. Cada um tem uma experiência de vida calcada na família de origem. O mais problemático é que esse modelo quer ser contestado. Quem já não viu um adolescente brigar com seus pais por causa desse modelo estabelecido que ele quer modificar? Pois, quando esse adolescente casar, terá de organizar o modelo que ele desejar, provavelmente diferente daquele de seus pais. Ele será, porém, obrigado a conciliar o seu modelo com o de sua parceira, que por sua vez carrega uma experiência de vida diferente e um modelo às vezes contrário ao dele.

É nesse ponto que as desavenças começam. Quem já não viu alguém dizer: "Porque na minha família se fazia assim...". Cada um quer impor seu próprio modelo, porque é conhecido.

Difícil é abrir um espaço onde possam entrar "minha" história e "sua" história, para poder construir uma ponte que permita criar a nossa história e, em conseqüência, um novo modelo de funcionamento.

Cada parceiro, por sua personalidade e por sua experiência de vida na sua família de origem, tem uma forma peculiar de lidar com o dinheiro e com a manutenção da ordem dentro da casa, situações que apresentam uma certa concordância.

Um deles pode gostar de uma arrumação mais caprichada, de acompanhar o orçamento familiar de perto e planejar a poupança; o outro se organiza a partir de sua própria bagunça, que só ele entende, é mão-aberta com o dinheiro (entra no cheque especial) e não se preocupa com as questões do orçamento familiar. Ambos acham sua forma de proceder absolutamente legítima e adequada. A dificuldade é justamente encontrar o meio-termo entre esses procedimentos. É difícil perceber que o parceiro organiza a sua vida de uma forma diferente, sem que isso signifique que está errado.

Quando um casal briga, cada parceiro usa sua própria lógica para se defender e para compreender os fatos. Um observador não envolvido na situação poderia facilmente dar razão a um ou a outro, dado que ambos têm bons argumentos, só que partem de lógicas diferentes. O que abriria uma chance de entendimento para o casal, nesses casos, é que cada um pudesse se colocar no lugar do outro e tentasse compreender o problema a partir da lógica do parceiro, mas isso não é fácil na prática.

Outra causa freqüente de atritos se dá quando cada um justifica a sua conduta como resposta à atitude anterior do outro. Assim, podemos ouvir frases do tipo: "O que acontece? Você está bravo comigo, mas eu não lhe fiz nada". Ao que o marido responde rapidamente: "Você fez, sim. Ontem me humilhou na frente dos meus amigos".

Cada um deles apóia a discussão em um momento diferente do relacionamento e isso pode seguir, em uma retrospectiva sem-fim, até atingir situações bem anteriores à briga atual.

Freqüentemente, a relação do casal se organiza a partir do conceito de "exclusividade". Dessa perspectiva, qualquer experiência individual é sentida como um "ataque ao relacionamento". Esse sentimento pode aparecer quando o marido decide, por exemplo, ir ao futebol com seus colegas ou a esposa encontrar-se com um grupo de amigas. O parceiro que fica tende a se sentir desrespeitado e excluído.

Esse pacto inconsciente de intensa ligação, aliado à intolerância para com os espaços e projetos individuais, sobrecarrega muito a relação, pois supõe ser esse o único caminho que daria conta das gratificações do casal.

Outra fonte freqüente de desencontros é a diferença de ritmos. No geral, um é mais rápido para fazer as coisas, está sempre pronto na hora certa e gosta de chegar no horário. Em contrapartida, o outro cônjuge não se incomoda de entrar no cinema com o filme começando porque antes de sair de casa tem de dar um telefonema, ou, estando já de saída, decide voltar porque esqueceu algum objeto. Essas situações podem provocar muita irritação. E, novamente, cada um (com seu ritmo) não vê nada de errado em seu comportamento. "Que importância tem atrasar dez minutos?", pergunta um. Enquanto para o outro é um desaforo não poder chegar nunca na hora marcada. Ambos acreditam que o parceiro é quem está querendo incomodar, contrariar e até mesmo agredir com seu comportamento.

As diferenças de ritmo são um tema altamente desgastante para um casal, porque permeiam todo o relacionamento, desde a forma de comer até a vida sexual. É interessante ouvir discussões a esse respeito e observar como cada cônjuge quer impor seu ritmo porque acha que é o "normal". O ideal seria haver um mínimo de entrosamento para poder dançar a mesma música, encontrar uma certa sintonia. Caso contrário, o que dança é o próprio relacionamento.

A relação entre quem dá e quem recebe (afetos, favores, gentilezas etc.) também é um ponto de difícil sintonia. Quem dá sempre acha que está dando muito. Para quem recebe parece sempre pouco. Às meninas passa-se a mensagem de que os homens são fortes e as ajudarão a resolver as suas dificuldades – e as mulheres acreditam. Já para os meninos, o recado, e muitas vezes a vivência (dado que eles têm uma mulher-mãe), é que mulheres são sensíveis e sabem se doar como verdadeiras mães – os homens também acreditam.

Embora essas mensagens possam até conter uma parte de verdade, acabam causando muita frustração. Afinal, o homem nem sempre consegue resolver problemas como a mulher gostaria, e ela não se comporta constantemente como uma mulher-mãe, acolhedora e disponível, como seria o desejo dele.

Espera-se de uma relação a dois, como começamos dizendo, muito mais do que ela pode dar. Procura-se aliviar os vazios, frustrações, inseguranças e necessidades de afeto e de reconhecimento individuais no relacionamento, e este dificilmente dará conta de tão relevante recado. Diante da frustração, os dois cônjuges, por não receber o esperado, elaboram uma lista de reclamações que só contribui para aumentar o desconforto entre ambos. Afinal, a lista acrescenta uma nova dificuldade à relação, que é ter de absorver a insatisfação do parceiro e a sua desqualificação pela nossa incompetência em não tê-lo agradado.

Quando o príncipe vira sapo

O papel do homem mudou. E é preciso reconhecer que ele já exerce muito mais ativamente sua função de pai (não só de provedor e autoridade) e colabora dentro de casa. Dele também se espera que seja mais sensível no trato com a companheira, que ofereça um bom suporte afetivo. O homem tem de ser, portanto, bom pai, esposo e amante. Dessa maneira, homem e mulher são considerados verdadeiras maravilhas.

Porém, não é difícil ouvir que... ela paga todas as suas contas pessoais numa boa. Mas pagar a conta do telefone? "Isso é obrigação dele!" Ou que ele se irrita quando ela lhe pede para lavar a louça ou levar o filho ao médico. "São tarefas dela!" Muitos casais estão presos a antigos padrões de funcionamento e sofrem com a transição para seus novos papéis.

Cada par é posto à prova no dia-a-dia da convivência. A idealização do relacionamento amoroso cria altas expectativas em relação às funções de suporte e aconchego que o companheiro tem de desempenhar. E, ao lado das exigências profissionais para que se consiga atingir um padrão melhor de vida, o desgaste provocado pela rotina às vezes colabora para o fracasso do relacionamento. Então, o casal passa a viver a fase oposta à do momento da paixão. A vida fica sem graça, o prazer não é mais sentido como parte da relação, a comunicação desaparece. Não sabem mais o que dizer um ao outro e vem o vazio. O contato sexual deixa de existir, e muitos chegam a rejeitar a simples idéia de uma aproximação física. **As diferenças viram defeitos.** É uma sensação tão grande de estranhamento que se torna impossível pensar que aquele parceiro foi, tempos atrás, objeto de amor.

Se algum deles perguntasse nessa hora: "Do que você gosta mais em mim?", provavelmente o outro responderia: "De nada". Claro que a resposta também não é verdadeira. Essa pessoa precisa apenas acreditar nisso para que a separação que começa a se desenhar aconteça de modo menos doloroso.

Como doem as diferenças!

Teorizar sobre as diferenças entre as pessoas, especificamente entre o homem e a mulher, parece óbvio e pouco relevante. Mas assim como é fácil aceitar tantas diferenças na teoria, na prática torna-se bastante difícil tolerá-las. Afinal, gostaríamos que a pessoa com quem nos relacionamos fosse um espelho de nós mesmos. Por quê? Porque o diferente traz conflitos, põe em dúvida nossas convicções, gera insegurança na forma de pensar e agir. Quem já não sentiu um certo incômodo quando o outro executa uma tarefa de um jeito diferente do seu? Em vez de lidar com as particularidades do outro, é mais simples acreditar que se está agindo da maneira certa e reservar para o parceiro a eterna pecha de estar errado.

Quando alguma vez reconhecemos um erro nosso, acabamos encontrando uma justificativa razoável, mas é sempre complicado aceitar os equívocos do parceiro. Vivemos esperando que ele ou ela aja como nós o faríamos, esquecendo-nos de que o outro possui características e peculiaridades próprias, uma história de vida e uma família com um sistema socioeconômico e cultural diferente do nosso. Como pudemos supor que ele reagiria feito um espelho? Mesmo tendo consciência de tudo isso, nos frustramos... Sim, porque lidar com as diferenças é uma tarefa árdua e constante, presente em todos os nossos relacionamentos (pais, irmãos, colegas, amigos). No casamento, porém, o sofrimento se acentua, pois esperamos que exista uma sintonia mágica com o parceiro, e que com a convivência o outro aprenda de tanto ser instado a fazer a coisa certa, ou seja: do nosso jeito!

Felizmente, nosso parceiro teima em continuar sendo ele mesmo (do contrário, se transformaria numa marionete em nossas mãos, e quem agüentaria isso?). Mas ao fazer tudo da forma que acha mais conveniente, também acaba aumentando o desconforto. Essa situação é inerente à vida de casal.

Muitas características distinguem o homem da mulher e provocam necessidades e desejos diversos. É comum a mulher aspirar a um relacionamento romântico e comprometido, no qual cabe a idéia de ter filhos. Ela gosta de conversar e discutir a relação, sonha ter seus desejos adivinhados. Também gosta de ser ouvida, admirada e paquerada. A mulher se interessa por planejar o futuro do casal e de sua família. Na área sexual, precisa de preparo e de harmonia: se há briga, por que haveria sexo? Em contrapartida, o homem manifesta preferência por um relacionamento mais descompromissado. Ele quer, mas não prioriza ter filhos. Não gosta de falar sobre os problemas do relacionamento. Deseja ser atendido pela esposa do jeitinho que era atendido por sua mãe. Prefere pedidos diretos e concretos. Não concentra seu interesse em fazer planos. Preocupa-se especialmente com o seu desempenho econômico e profissional. Mostra-se mais disposto ao sexo, mesmo quando o clima não é de perfeita harmonia. Mas, no relacionamento, o homem e a mulher têm algo em comum: ambos gostariam muito de mudar no parceiro tudo o que não gostam.

Apesar de tantas diferenças, nenhum deles renuncia à busca da felicidade na vida a dois. E quando conseguem estabelecer um relacionamento mais maduro, superando a etapa da paixão e vivenciando mais o afeto, chegam a um relacionamento com bases solidárias e um pouco mais estável. É nessa hora que cresce neles o desejo de ter filhos.

TER FILHOS: FANTASIA E REALIDADE

Uma exigência ou um desejo?

Todo mundo já ouviu os comentários feitos a jovens casados há pouco tempo: "O que está acontecendo com vocês?", "O que estão esperando?" Os próprios pais cobram: "Afinal, quando seremos avós?"

A cultura ocidental fomenta nas meninas brincadeiras com casinhas, bonecas e bercinhos, sem lhes perguntar se alguma vez gostariam de chutar uma bola ou subir em árvores. Com os meninos, acontece situação inversa: são estimulados a realizar atividades competitivas, a brincar agressivamente, a não chorar. A sociedade inibe neles a possibilidade de expressar suas emoções e sensibilidade, o que explica, em parte, a dificuldade do homem em assumir sua função paterna, uma função que dificilmente foi treinada ou internalizada.

A mulher ainda luta bravamente para se desvencilhar do modelo que a acompanhou desde sempre: o de ser mulher, mãe e dona de casa. O fato é que ela continua assumindo esses papéis e ao mesmo tempo saindo de casa para ocupar um lugar no mercado de trabalho. Uma conquista que acarreta contradição e sofrimento, ganhos e perdas. Ir à luta provoca dor, e toda revolução social tem um custo elevado.

Além disso, os meios de comunicação difundem uma imagem distorcida da maternidade. Nela, quase sempre imperam luxo, conforto, bem-estar, sorrisos, quartos infantis de puro sonho. Ou seja, uma imagem idealizada. Nunca se mostra outros aspectos: que um filho também significa trabalho, noites sem dormir, dor, choros que não se entendem, sinais – principalmente no começo – difíceis de decodificar.

A gravidez é geralmente envolta em um manto cor-de-rosa. A gestante aparece nos anúncios com uma expressão de felicidade e plenitude. O filho só estimularia um estado de onipotência e esperança, e o momento da espera sugere ser apenas maravilhoso.

Tudo isso deixa pouco espaço para que a mulher se sinta com o direito de ter outras emoções, como medo, angústia, dúvidas, insegurança. É como se todo o processo já estivesse predeterminado e programado apenas para dar certo. Por isso, aflição, tristeza e ambivalência durante a gravidez, são sentimentos vividos com muita culpa pela mulher, uma vez que, para todos, ela só deveria estar feliz.

Uma criança, um desejo

Um filho é sempre pensado como produto da realização do casal. Ele virá confirmar, na fantasia dos pais, uma união na qual os dois estarão representados e até mesmo aperfeiçoados. Mas por que uma criança deveria nascer com uma missão a cumprir ou alcançar um lugar idealizado pelos pais? Por que ela deveria realizar os desejos que seus próprios pais não conseguiram experimentar?

Um filho dificilmente consegue satisfazer esse tipo de expectativa dos pais. E é até bom que seja assim, porque o filho provavelmente ficaria frustrado ao realizar um desejo dos pais, desrespeitando os seus próprios.

Pais freqüentemente almejam definir até o sexo dos filhos. Um casal, desde a primeira gravidez, pode desejar um filho homem. Na terceira gravidez, ao nascer uma mulher, se sente decididamente frustrado. Essa situação será eventualmente transmitida ao filho de forma direta ou velada, e provocará uma perda em sua auto-estima por não satisfazer o desejo dos pais.

Às vezes, o filho nasce para ajudar a consolidar a relação dos pais, para eles encontrarem um projeto em comum que justifique a união. Essa é uma "missão impossível" para o filho.

As elevadas expectativas também ocorrem porque a relação entre pais e filhos é muito assimétrica. Os pais sentem que trabalharam muito, adiaram seus projetos pessoais, dedicaram muito amor e esforço, e querem ser recompensados em grande estilo por isso. Os filhos, por sua vez, pensam que pai e mãe não fizeram mais do que sua obrigação. Essa é uma das causas que geram tantos desencontros entre pais e filhos.

Você já pensou que ninguém se atreveria a realizar uma tarefa importante, como construir uma casa, sem um bom estudo prévio ou bastante experiência? Mas nós todos nos sentimos capazes de ter filhos, a qualquer momento e sem o devido preparo, mesmo que se trate de uma empreitada complexa.

Na verdade, ter filhos reaviva em todo ser humano desejos sentidos na infância em relação aos próprios pais. Esses desejos têm a ver com a capacidade que percebíamos neles de fazer coisas que nós não conseguíamos – entre elas, manter relações sexuais e gerar filhos –, o que nos deixava com raiva e inveja.

Desde crianças, além de trazermos embutidos esses sentimentos, temos de lidar ainda com a necessidade de esperar a fase adulta para então – aí, sim! – nos sentirmos capazes de também desempenhar o papel de pais. Ter um filho possibilita alcançar esse desejo.

Sabemos que esses sentimentos estão presentes na maioria dos indivíduos de qualquer cultura e de qualquer tempo. Mas ocupar o lugar de pais provoca emoções conflitantes: queremos, mas temos medo de não sermos capazes, nos angustiamos por ser uma decisão sem retorno (a relação com o filho não acaba, mesmo que o casal se desquite) e por termos de encarar a extrema responsabilidade de cuidar de um recém-nascido tão dependente. Sabemos que deveremos abrir um espaço em nossa vida individual para nos dedicar ao filho, e isso bagunça nossos próprios projetos. E, finalmente, temos de tomar consciência da passagem do tempo, pois deixamos o lugar de filhos para ocupar o de pais.

Ser pai, portanto, acontece inevitavelmente dentro dessa dinâmica de impulsos contraditórios e ambivalentes. Reconhecer isso, porém, ajuda a entender o que se passa com nossas emoções e a lidar melhor com essa difícil decisão.

Formar e manter uma família tem um custo alto, tanto emocional quanto econômico, que nem todos conseguem ou estão dispostos a pagar. As exigências de um casal, hoje, para manter uma família, bem como o despreparo e a imaturidade emocional, fazem com que muitas vezes não dêem conta da tarefa. Nesses casos, o lar já não funciona como o refúgio almejado de outrora.

Pesquisas recentes mostram que, para muitos homens (e algumas mulheres), o refúgio está no trabalho, ao qual se dedicam dez a doze horas por dia, no qual impera um clima mais agradável e se sentem mais capazes e reconhecidos. Ali, eles sabem o que têm de fazer (porque foram preparados para essa tarefa) e sua auto-estima cresce. Essa situação se contrapõe à da família: eles se sentem despreparados para assumir a função de pai, incompetentes emocionalmente para lidar com o choro das crianças e as exigências e reclamações do cônjuge. Muitas mulheres, por sua vez, vivem sobrecarregadas pela dupla função (mãe-trabalhadora) e as demandas específicas de seus maridos. Elas então "fogem" de casa.

Ter uma família é muito trabalhoso, mas também gratificante quando se consegue equacionar os conflitos e as gratificações que dela emanam.

Instinto ou aprendizado maternal?

Algumas teorias biológicas defendem a existência do famoso instinto maternal. Outras, de cunho psicossocial, afirmam que a mulher simplesmente é treinada para exercer a função materna. Não vamos discutir aqui qual é a certa e qual é a errada, pois ambas nos parecem no mínimo parciais, dado que, para cumprir a função materna, a mulher deve se apropriar de seu instinto, bem como se capacitar para conseguir atender às exigências da função.

É enorme e real a importância que tem para a mulher, na nossa cultura, ser a depositária da complexa tarefa de criar, socializar e transformar os filhos em sujeitos independentes. O provérbio russo que diz "ninguém faz em troca de pagamento o que uma mulher faz de graça" reflete com muita perspicácia quanto se espera da função materna e, ao mesmo tempo, como é árduo o trabalho que essa atividade implica.

De fato, há uma glorificação e uma idealização da mulher como mãe. Paralelamente, há outra realidade bem complexa: nem todas as mulheres que têm filhos conseguem adequar-se a esse papel, nem a função materna se desenvolve num clima permanente de amor, aceitação e sossego. Sabemos que é uma atividade enriquecedora, mas também ambivalente e contraditória, dolorosamente aprendida, ensaiada e corrigida dia após dia, noite após noite. Que causa fadiga e prazer ao mesmo tempo, e sempre envolve altas exigências físicas e psíquicas.

Podemos concluir que, ao menos na espécie humana, ser mãe está muito distante de constituir uma atividade apenas instintiva, que surge e se desenvolve natural e espontaneamente.

A gravidez: uma experiência turbulenta

As bruscas mudanças que a gravidez provoca geram instabilidade e angústia. "Será que voltarei a ter meu corpo?", "Meu marido me aceitará do jeito que estou?", "Nosso relacionamento vai mudar?", "Saberei cuidar do meu filho?", "Será que ele vai ser normal?" A avalanche de dúvidas, o medo do parto e de não ser capaz de cuidar de um bebê ainda muito dependente se aliam às alterações físicas. Subitamente, a mulher se torna desajeitada: o centro de gravidade se altera e ela esbarra nos móveis e se desequilibra até adquirir um melhor domínio de seu novo corpo. O aumento do sono, as náuseas e os vômitos a acometem sem aviso prévio. Vômitos freqüentes ainda costumam ser considerados uma provável rejeição ao bebê, o que provoca culpa na mulher.

Isso não é uma verdade absoluta, embora existam casos em que o vômito poderia ser um indicador de dificuldades na aceitação do bebê, na realidade podemos afirmar que não se rejeita o que não se conhece. Portanto, no máximo, essa mãe estaria rejeitando o papel de mãe. Até porque sabemos que as causas dos vômitos podem ser orgânicas: mudanças hormonais, compressão do estômago ou irritação gástrica.

A grande turbulência dos primeiros meses da gravidez tende a deixar a mulher introvertida, com o interesse concentrado na sua barriga, como olhando para dentro de si própria. Além de tudo isso, toda e qualquer gestante passa por um estado de ambivalência nessa fase da vida. Isto é, ela experimenta sentimentos opostos diante da sua gravidez, por mais desejada que seja, quase o tempo todo. As mudanças no corpo e na mente são muito rápidas, mobilizam demais. Querer e não querer, gostar e não gostar, estar tranqüila e aflita, firme e insegura... tudo ao mesmo tempo e no mesmo espaço! E acontece, de fato, com todas as grávidas.

Muitas vezes, o casal sente que o filho chega num momento impróprio: ou porque não se consideram suficientemente maduros, ou porque o casamento é muito recente, ou porque sua evolução pessoal e profissional não atingiu um nível satisfatório.

Ora, se sabemos que toda situação nova, desconhecida, provoca sentimentos de insegurança, de dúvida e de medo, por que com a gravidez, uma experiência essencialmente modificadora, não seria assim? E por que não se dar o direito de falar sobre todos esses sentimentos? A boa notícia é que a gravidez é uma experiência que dura nove meses. Tempo suficiente para que o casal discuta e avalie com calma as situações conflitantes e possa pedir ajuda, caso necessário. Se os dois parceiros estiverem disponíveis para trabalhar suas próprias emoções, esse será um tempo rico no sentido de elaborar sentimentos que de início pareciam apenas contraditórios e perturbadores.

Sexualidade e gestação

A vida afetiva e sexual do casal é alterada durante a gravidez. A mulher passa por momentos de desânimo, cansaço, e às vezes de mal-estar físico, principalmente nos três primeiros meses de gestação. O desencontro pode acontecer por ela se sentir desinteressada pelo ato sexual, porém, interiormente obrigada a realizá-lo, por medo de que o marido se interesse por outra mulher, ou por se sentir auto-exigida em seu papel de esposa. Paciência e tolerância de ambos é o que requer essa fase. Mas o mais comum é o marido ficar inseguro porque toca nela e não acontece nada. Ele se pergunta: "Será que ela desligou a tomada que liga a sexualidade?", "Será que é comigo?". E indaga, aflito, se algum dia a esposa voltará a sentir desejo. Assim como é difícil para o marido acompanhar tantas mudanças na mulher, ela também se sente perdida e perplexa diante das mesmas mudanças. É como se fosse uma estranha para si mesma...

No segundo trimestre, em geral, o interesse sexual da gestante costuma aumentar, porque ela se sente um pouco mais segura em relação ao seu estado. Porém, nesse momento, o homem poderá se mostrar distante, porque considera que foi afastado e que já não recebe o mesmo afeto.

Nos últimos três meses de gravidez é freqüente a fantasia de que, durante o ato sexual, o feto possa ser machucado. Na realidade, isso não acontece com a penetração. Apenas em alguns casos muito específicos, em que se faz necessário um acompanhamento médico (hemorragias ou placenta prévias etc.), aconselha-se evitar o sexo.

Há mulheres que nessa fase se sentem feias, gordas e pouco atraentes, e há parceiros pouco hábeis em aliviar essa imagem. Nessas condições, a sexualidade estará obviamente prejudicada. A barriga também passa a ser um empecilho, porque não se encontra uma posição adequada e prazerosa para a relação sexual.

É como se, antes de nascer, o filho começasse a interferir na vida dos pais. Sejamos justos: isso não é verdade. O fato de pensarmos que podemos machucá-lo ou de não acharmos uma posição adequada na relação sexual faz parte das fantasias ou das dificuldades normais desse período. O casal deveria estar consciente disso e ter certeza de que pode ficar junto para desfrutar do prazer que com certeza lhe pertence.

Quem cuida do pai?

O homem tem um papel fundamental na gravidez. Primeiro, porque também é criador do novo ser. Segundo, porque a mulher depende muito de seu apoio, especialmente nos primeiros meses, embora fique introspectiva e pareça tão absorvida pela vida que se desenvolve dentro dela. Mesmo que perceba sua companheira distante, ele não deve se colocar no papel de "rejeitado", mas tentar entender e acolher sua mulher.

Alguns homens, lamentavelmente, sentem-se deslocados e se omitem de colaborar. Buscam outras compensações. Há homens que criam uma relação competitiva com a parceira: começam a dedicar-se a projetos pessoais, que ocupam todo seu tempo livre, e até mesmo buscam com alguma freqüência uma relação extraconjugal, na qual se sintam mais valorizados, voltando a ser o centro do relacionamento. É como se eles se ocupassem de uma "criação paralela", não se dando conta de que já têm a mais importante, bastando senti-la e aproximar-se dela.

Mas não é fácil. Para desempenhar bem sua função, o homem precisa estar presente, acompanhando e cuidando de sua mulher. Isso não significa que ele tenha de fazer muitas coisas concretas. Trata-se de estar disponível para a companheira e até "adivinhar" o que ela deseja. Atitude complexa, especialmente para um homem acostumado a exercer o papel contrário, recebendo atenções e cuidados de sua mãe quando pequeno e de sua atual esposa até pouco tempo, quando cuidar e ser cuidado podiam ser mutuamente exercitados.

Durante a gravidez, o papel de cuidar é quase exclusivo do homem. Muitas vezes, a mulher, principalmente nos primeiros três meses, sente-se enjoada, sensível em demasia, irritada, sonolenta, indisposta e desinteressada do mundo – e do marido. Mesmo admitindo que ela possui todos os motivos para estar assim, em função das mudanças físicas e emocionais que a envolvem, qualquer pessoa sabe que não é fácil lidar com alguém nesse estado e com esse tipo de conduta.

Portanto, o futuro pai tem de ter equilíbrio e, claro, bastante paciência. Poder observar as necessidades da companheira sem perturbá-la com as suas próprias e estar disposto a dar mais do que receber nesse período. A vantagem é que o homem pode aprender muito com o aparente sacrifício: é um momento propício para deixar aflorar a ternura que costuma manter tão reprimida e cuidar de sua mulher e de seu filho. Assim, toda a família será favorecida.

Infelizmente, o homem só pode viver sua função de pai na escuridão, na intimidade, com sua mulher. A sociedade não lhe dá importância. Ninguém lhe pergunta como está se sentindo, se tem sentimentos ambivalentes, se está deprimido etc. Ninguém cuida dele, apesar de ele também experimentar angústia. Para a mulher, em geral, está destinado socialmente o papel de prima-dona. Para um homem imaturo ou inseguro, é terrível aceitar esse papel de coadjuvante. E ele de fato aparece em segundo plano. Mas se não desempenhar bem seu papel, sua mulher se sentirá absolutamente fragilizada para levar adiante a "peça" na qual, na realidade, ambos são atores do mesmo gabarito.

Mesmo sofrendo ainda bastante preconceito, o homem hoje procura ocupar seu novo lugar (ser mais que simples provedor) e sua nova função (que não é apenas de autoridade). Tudo está em plena mudança.

O bebê está chegando

A prática demonstra que os grupos ou cursos preparatórios para o parto têm funcionado como um espaço adequado. Ali se compartilham dúvidas, fantasias e temores com outros casais. O efeito terapêutico é alcançado pelo fato de poder falar e de observar que outras pessoas padecem das mesmas sensações de mudança e ambivalência.

É certo que alguns desses cursos estão focados no parto sem dor – eles preparam a parturiente dando-lhe informações e técnicas para que ela possa auxiliar a si mesma na hora do parto e, conseqüentemente, ficar calma e segura para controlar as dores intensas. Mas o parto constitui o início da formação da família, e esse aspecto também deveria ser incluído como tema relevante em qualquer grupo preparatório.

Eis, a seguir, alguns dos temas mais comuns que surgem nos grupos.

- A mulher tem medo das dores do parto e quer estar acompanhada do marido. Se ele estiver perto, ela ficará mais tranqüila. Porém, a hora do parto pode ser solitária e angustiante se não se luta pelos próprios direitos.
- A fantasia é a de ter um bebê lindo, que será isso e mais aquilo, deixando de lado a possibilidade de noites maldormidas, da depressão pós-parto, das cólicas do filho etc.
- Existe a ilusão de um marido sorridente e colaborador. E a realidade pode ser a de um marido enciumado, que se sente excluído ao ver a mulher se dedicando somente ao filho.
- Na fantasia, a mãe sempre amamentará seu filho e o fará por muito tempo. Mas na realidade existe uma oposição social a

esse contato, representada pela falta de uma lei que proteja o aleitamento pelo tempo necessário. Outra oposição, mais velada, é a propaganda de leite industrializado, que o mostra como "o melhor".

Há um paradoxo aparente nesse ponto: enquanto as campanhas de aleitamento materno estimulam a mulher dizendo: "Seja uma boa mãe, amamente seu filho", faltam apoio empresarial e legal para permitir efetivamente a concretização desse ideal. De qualquer maneira, embora o aleitamento seja de fato eficaz, ele não determina que só quem o pratique seja boa mãe. As mulheres em geral sabem que podem ser boas mães com ou sem o recurso do peito; elas o fazem por meio do contato corporal, oferecendo um colo seguro e tranqüilizador, e de muitas outras formas, incentivando o vínculo com o filho.

Ao abordar aqui as fantasias e realidades mais freqüentes, nosso intuito é também ajudar os casais que decidem ter filhos a estar conscientes de sua decisão e conhecer um pouco do que podem fazer diante dessa incrível experiência, para curtir e amar sua criança juntos, compartilhando o mesmo prazer. Quando um casal tem um bebê, inicia-se uma nova função: a de pais. No entanto, eles devem continuar nutrindo a relação de marido e mulher, sem deixar que a nova função comprometa por inteiro seu relacionamento. Sabemos que equilibrar os comportamentos pai-mãe e marido-mulher não é muito fácil, mas esse equilíbrio é extremamente necessário.

Período sensível materno

Nas últimas semanas de gestação e no período do pós-parto, a mulher pode voltar a ficar introvertida, num certo estado depressivo. Triste, chora com facilidade e se mostra sensível a qualquer comentário. Sente-se cansada e acredita que não conseguirá tomar conta de seu filho. Angustiada, não sabe o que está se passando com ela. Essas emoções, comuns para a grande maioria, são conhecidas como "período sensível".

O quadro tem uma explicação: a mulher precisa operar uma rápida acomodação e encontrar um novo equilíbrio diante das bruscas mudanças físicas e psicológicas ocorridas nesse tempo. Ela pode se sentir perplexa e até em regressão quanto a alguns aspectos de sua personalidade, e em outros, manter-se equilibrada e amadurecida. Já ouvimos alguns maridos dizerem surpresos: "Você parece uma criança, anda chorando à toa". Freqüentemente, os homens se sentem culpados por achar que são responsáveis pelo aparente desequilíbrio, quando na verdade não existe uma relação de causa/efeito entre suas atitudes e as respostas da mulher.

Revendo os papéis

Tudo o que dissemos pode dar a impressão de que em nossa cultura é mais difícil assumir o papel de pai que o de mãe. Para a mulher, estaria reservado um lugar mais bem delineado e idealizado. A verdade é que estamos vivendo um momento de transição, no qual nem ele nem ela têm muito claro o papel de cada um.

Ela enfrenta a dupla tarefa de trabalhar fora e dentro de casa, o que quase sempre é extenuante. Vive com angústia essa carga de responsabilidade, sentindo que está num lugar mas que deveria estar em outro, pois a toda hora é exigida por filho, marido, trabalho, casa. Ele muitas vezes "a ajuda", como se tal tarefa fosse exclusiva dela, sem perceber que, na verdade, a mulher divide um trabalho que corresponde aos dois. É interessante observar como o homem ainda pretende ser recompensado toda vez que pensa estar auxiliando a mulher.

Ambos, de fato, se encontram perdidos em suas respectivas funções. A paternidade contemporânea, por exemplo, se instaura sob o signo da emoção e da sensibilidade, mas podemos nos perguntar: o que aconteceu com a antiga autoridade e virilidade da função paterna, com a velha rigidez que em certas situações parecia excessivamente agressiva?

Hoje espera-se que o pai seja ao mesmo tempo "amigo, autoridade e conselheiro" para o filho. O homem tem de dar asas à imaginação para exercer sua paternidade numa época em que os papéis carecem de referenciais.

A emancipação da mulher determinou uma alteração profunda na estrutura familiar. A clareza do espaço que cada um tinha dentro do casamento foi perdida, pois hoje não está definido "quem deve fazer o quê". Quem deve trocar a roupa do nenê? Quem troca a lâmpada da sala? E a maçaneta? Uma das dificuldades da vida a dois é a manutenção não só da relação como também de toda a casa. E o casal acaba se debatendo nessa luta um tanto obscura.

Sabemos que para muitos homens a paternidade é problemática, o papel lhes escapa. Sabemos ainda que são marginalizados pela sociedade, e às vezes pela própria mulher. Um comercial de televisão mostrado várias vezes no Dia dos Namorados, reflete bem o preconceito em relação ao homem. O local é uma loja de brinquedos, aparentemente da década de 1940. Um garoto entra para comprar uma boneca. O vendedor, um velhinho simpático, e uma compradora se entreolham, espantados. Não sabiam que o menino estava comprando uma boneca para a namoradinha que o esperava lá fora.

Esse exemplo mostra como a sociedade toma um único gesto para qualificar e censurar um comportamento masculino. Se uma cena indica que um menino não pode brincar com bonecas, essa mesma cena veicula uma proibição velada de seu lado mais sensível. Espera-se que o homem seja afetivo, comunicativo, mas lhe é negada qualquer manifestação que possa ser catalogada como "feminina".

É preciso também que o homem tenha a firmeza necessária para escapar à conduta contraditória da mulher, que às vezes pede sua ajuda e depois a rejeita reprovando sua adequação. O caso da mãe que, por exemplo, pede auxílio na hora de dar banho no bebê, mas, por ansiedade, considera que esse banho não é tão gostoso para o filho porque o pai não age exatamente como ela. Ou quando diz: "Pegue o menino do berço, mas cuidado para não apertar demais, nem deixá-lo cair, porque você é desajeitado...".

O homem ainda tem de se defender do sarcasmo daqueles que o chamam de "galinha choca" ao vê-lo inclinado sobre o seu recém-nascido. Não seria inveja da relação de ternura de pai para filho? Como um homem pode consolidar um modelo para a função de pai quando, em tantas situações, o modelo parece estar desabando sem nem mesmo ter terminado de se construir?

Cabe a todos nós, parceiros e parceiras, criar novas maternidades e paternidades e permitir uma alquimia de papéis.

3
O NASCIMENTO

Mais do que de máquinas, precisamos de humanidade. Mais do que inteligência, precisamos de afeição e doçura. Sem essas virtudes, a vida será de violência, e tudo será perdido.

Charles Chaplin

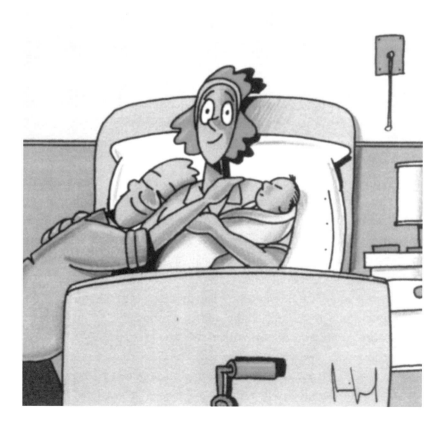

POR UM PARTO MAIS HUMANO

Parto normal ou cesárea?

Tratamento de doença ou realização de cirurgia. É dessa forma que, no mundo ocidental, com raras exceções e poucas variações, é visto e assistido o nascimento de uma criança. Cria-se assim (de modo imperceptível), até para o observador mais atento, um clima ao mesmo tempo de enfermidade e de cura, como se a equipe médica estivesse ali basicamente para, bem preparada e bem-intencionada, aliviar sintomas e curar uma doença. O resultado é que as parturientes, na maternidade, vivenciam uma mistura de medo, impotência e falta de participação.

Não pretendemos sugerir com isso que se deve abandonar o âmbito hospitalar em prol da realização de partos domiciliares, nem pregamos a adoção de procedimentos exclusivamente naturais, como as experiências de parto na praia ou dentro da água. Reconhecemos que cada cultura deve encontrar suas soluções mais apropriadas. É ainda pertinente lembrar que o êxito de um método não significa sua universalidade, e que muitas propostas podem não fazer parte de uma determinada experiência cultural.

Também não se pode ignorar os avanços técnico-científicos da medicina, que estão aí para servir o ser humano e melhorar seu atendimento. Mas é preciso, sem que se perca a eficácia, humanizar as práticas e rotinas. No que se refere às propostas de atendimento materno-infantil, nosso intuito é lutar pela humanização do parto no hospital.

Um aspecto fundamental nessa luta é, antes de mais nada, questionar uma realidade conhecida por todos nós: a quantidade de cesáreas realizadas no Brasil.

As estatísticas são muito preocupantes,
uma vez que apontam uma porcentagem de cesáreas

bem acima de 50% em relação aos partos normais, atingindo em algumas regiões a incrível proporção de 80% do total de partos.

Os defensores da cesárea apontam como vantagens desse tipo de parto que a mulher sofre menos e que seu corpo é mais preservado. Isso constitui uma inverdade, visto que, sendo uma cirurgia, a cesariana provoca dor mais intensa no pós-operatório, dificulta a recuperação da mulher e ainda pode acarretar eventuais complicações, além de deixar marcas.

Em 1985, a Organização Mundial de Saúde (OMS) divulgou algumas recomendações sobre o parto, no sentido de proporcionar uma atenção melhor. Fundamentalmente, o documento alertava para o perigo do uso indiscriminado de operações cesarianas, mostrando a sua relação com as altas taxas de mortalidade perinatal em países que apresentavam índices de cesáreas entre 10% e 20%. Lamentavelmente, essas recomendações – sem peso de lei, mas que indicam direitos básicos que a mulher deveria usufruir na hora de seu filho nascer – continuam pertinentes depois de mais de dez anos, não sendo seguidas em nosso país.

Direitos da mulher

O nascimento de uma criança é um momento único e mágico. É muito importante que a mãe possa participar mais ativamente das decisões tomadas nessa hora, num clima de respeito e carinho. Mas para poder reivindicar seus direitos e fazer com que eles sejam respeitados, a gestante tem antes de começar por conhecê-los. Quais são eles?

1. Que toda mulher seja atendida de forma adequada e digna no hospital, na hora do parto, independentemente da cor, raça ou classe social a que pertença. Infelizmente, a realidade

no Brasil, como em outros países da América Latina, está muito distante desse patamar para a maioria das parturientes.
2. Tentar o parto normal, desde que as condições clínicas o possibilitem.
3. Estar acompanhada no trabalho de parto pela pessoa que escolher, seja marido, mãe, amiga etc.
4. Que o filho seja acolhido ao nascer como o que ele realmente é: um ser humano sensível, evitando ao máximo medidas traumáticas e desnecessárias.
5. Escolher o momento do primeiro contato com o filho, quando a mãe se sentir pronta.
6. Poder olhar e ser olhada pelo filho logo após o nascimento.
7. Conseguirem juntos, mãe, pai e filho, ter um momento íntimo e acolhedor no pós-parto imediato, sem interferências.
8. Poder ficar com o filho, no quarto, enquanto permanecer na maternidade.

Embora esses direitos ainda não tenham força de lei, todos nós, médicos, famílias etc., deveríamos lutar sempre para que eles se concretizem, lembrando um provérbio chinês que diz: "Muitas pequenas coisas, feitas por muitas pequenas pessoas em muitos pequenos lugares, poderão mudar o mundo".

Tornar conhecido o desconhecido

Todo casal deveria visitar a maternidade onde seu filho vai nascer para se familiarizar com seus espaços e sua rotina de trabalho, tornando-o um lugar "conhecido". Isso proporciona segurança e ajuda a evitar imprevistos. Sabemos que uma internação hospitalar provoca sempre muita ansiedade, que poderia ser diminuída se os futuros pais soubessem com antecedência os passos que normalmente são tomados imediatamente antes, durante e após a hora do nascimento. Percebemos que as mães que conseguem manter-se tranquilas durante o trabalho de parto, que participam dele ativamente e que estabelecem boas relações com o pessoal que as atende, mostram-se, em geral, mais aptas a aproveitar o primeiro contato com o filho.

Outro fator que ajudaria a parturiente a ficar mais segura seria poder contar com alguém de sua escolha para acompanhá-la nessa hora, seja seu marido, mãe, amiga, quem ela queira perto dela. Com seu apoio e carinho, essa presença "companheira" favoreceria em muito todo o trabalho de pré-parto. As pesquisas realizadas nesse sentido mostram claramente que, como conseqüência natural, o parto seria mais rápido e com menos dor, possibilitando assim que a mãe apresente maior disposição para acolher seu filho.

Também é muito importante que, antes de chegado o momento do nascimento, o casal converse sobre se o pai gostaria ou poderia assistir ao parto. Todos nós concordamos que acompanhar a mulher é importante, mas nem por isso o homem deve sentir-se pressionado a estar presente. É comum observar que alguns maridos são "empurrados" a participar. Aflitos, não se sentem nem um pouco à vontade, pois não estão familiarizados com o ambiente de hospital e muito menos com os procedimentos adotados durante um nascimento. Seriam evitados muitos inconvenientes se eles pudessem escolher o tipo de colaboração que desejam dar e, fundamentalmente, que se sentem em condições de oferecer nesse momento.

O que devemos saber antes do parto?

Alguns pontos merecem uma boa discussão para que, chegado o momento do parto, tudo corra mais tranqüilamente.

Relação médico/gestante. É imprescindível haver uma boa relação entre médico e gestante, o que inclui, logicamente, o respeito mútuo. Ele deve inspirar nela absoluta confiança no tocante aos seus conhecimentos científicos e à sua ética. É fundamental que conheça muito bem a paciente, entenda suas expectativas em relação ao tipo de parto ideal para ela e que, depois de uma avaliação correta das reais condições físicas e técnicas, esclareça suas dúvidas e lhe dê todas as informações necessárias, para só então decidir-se pela maneira mais adequada de ajudar essa mulher a ter seu filho.

A respeito desse tema, pensamos ser esclarecedor o seguinte parágrafo do livro *A criação segundo Freud*, do psicanalista Francisco Daudt da Veiga: "Uma parturiente justificava-se com uma amiga: 'Ah, o meu obstetra só aceitou o meu pedido de cesárea quando eu disse que morria de medo do parto normal'". A pergunta que cabe é: quando o filho, mais tarde, disser para essa mulher que morre de medo do bicho-papão, ela deverá transmitir-lhe segurança ficando perto e ao mesmo tempo explicando o possível significado que essa imagem tem para ele ou simplesmente construirá um quarto blindado para protegê-lo de tal bicho?

Por que tantas salas? É incrível observar como a parturiente "viaja" dentro do hospital, a variedade de locais pelos quais ela passa até ver nascer o seu bebê. Por que não se acompanha o trabalho de parto e se realiza o próprio parto num mesmo lugar? Na grande maioria dos casos, a parturiente, quando chega à maternidade, é recebida pela obstetriz numa sala de exame; em seguida, é internada num quarto; pouco tempo depois, é encaminhada para uma sala de pré-parto; e, finalmente, quando o nascimento é iminente, vai então para a sala específica de parto. Para aumentar a ansiedade da mulher prestes a dar à luz, muitas vezes esses traslados sofrem a interferência do próprio hospital, como, por exemplo, a demora na chegada do elevador etc. etc.

Mãe não precisa ficar deitada. A mãe ficaria muito mais confortável se pudesse escolher livremente a posição que prefere para o pré-parto: sentada?, deitada?, andando pela sala? de cócoras?. Embora o modo clássico adotado pelas maternidades seja a mulher manter-se deitada durante o período de dilatação, já foi longamente observado que essa posição não é a que mais alivia a dor. Os médicos deveriam aceitar e até mesmo estimular a procura da melhor posição, mesmo que menos convencional, desde que seja importante para a paciente.

Você já viu esse filme? Durante o parto, a equipe assistencial, bem-intencionada, procura diminuir a tensão da parturiente fazendo piadas ou comentando filmes... Cria-se assim um "clima de excitação" que acaba prejudicando. Ou seja, impede-se que o ambiente seja calmo e acolhedor como a gestante necessita. A mulher pode e deve manifestar seu desejo de permanecer em um local silencioso e tranqüilo, com todo o conforto de que precisa.

Parto: a melhor posição. A mulher deveria escolher sua posição também no momento do parto. Embora a grande maioria aceite ficar deitada, sabemos que a posição de cócoras ou mais vertical na cadeira de parto facilita o trabalho da gestante, pois nessas posturas a força da gravidade ajuda no processo de expulsão do feto, que leva menos tempo, tornando mais fácil o nascimento.

Ar-condicionado? A criança deve ser acolhida como um ser humano sensível. É preciso evitar manobras intempestivas e desnecessárias que provoquem dor ou estímulos que incomodem o bebê. Alguns exemplos: luz intensa nos olhos, exposição ao barulho e ao frio. A respeito deste último, observamos que algumas equipes médicas costumam trabalhar em salas com ar-condicionado, expondo a criança a um clima inadequado. Se o recém-nascido ficar na sala com o ar ligado, será agredido pelo frio, perigoso nesse momento. Então, o que acontece? As enfermeiras optam por levá-lo rapidamente para uma outra sala mais quente, protegendo-o, porém, ao mesmo tempo, impedindo o importante contato inicial entre mãe e filho...

O parto normal é o vaginal? Acreditamos que o parto vaginal oferece maior gratificação para mãe e filho, quando o estado de ambos o permite. Esse tipo de parto exige da mãe uma maior dose de esforço e paciência, e do médico, uma maior dedicação e tempo de espera. Por esses motivos, em algumas circunstâncias se escolhe, erradamente, ao nosso ver, a cesárea. Alega-se que a cirurgia demanda menos tempo e que o nascimento acontece com hora marcada. Sabemos, no entanto, que em determinadas condições e por motivos técnicos, é preciso renunciar ao parto vaginal para que se possa cuidar melhor da mulher ou da criança. A conclusão a que chegamos é a de que o "parto normal" não é exclusivamente o vaginal, e sim aquele em que a mãe e o filho recebem bom atendimento, adequado às suas possibilidades, e que, prioritariamente, permite aos dois continuar saudáveis.

Os donos do colo. A mulher é quem deve indicar o momento certo de ter seu filho no colo, imediatamente após o parto. Entretanto, o que se vê na maioria dos hospitais é o médico obstetra decidir sobre o instante de colocar o bebê no colo da mãe e o de tirá-lo de seus braços. Poucos aceitam que, uma vez realizadas as manobras médicas de rotina com a gestante e o recém-nascido, e desde que o estado clínico de ambos seja bom, só faria bem à nova família deixar a sós pai, mãe e filho por um certo tempo e em local acolhedor, sem a interferência da equipe médica. Felizmente, alguns médicos já adotam esse tipo de prática, até mesmo permitindo que o pai dê o primeiro banho no recém-nascido, ainda na sala de parto, assistido de perto pela mãe.

Colírio irritante. A teoria e a prática nos mostram a importância que tem, para a formação do vínculo entre mãe e filho, o contato entre eles imediatamente após o nascimento. É primordial o ato de olharem-se, o que funciona como uma "apresentação". Sabemos, também, que esse olhar é possível porque o recém-nascido enxerga, e muito mais do que se pensava décadas atrás. Ora, se a medicina sabe disso, por que continua pingando nos olhos dos recém-nascidos um colírio irritante (o nitrato de prata), que altera a visão de forma transitória, mas intensa, prejudicando assim o primeiro contato tão importante com a mãe? A justificativa mais comum para essa conduta é a possibilidade de o nenê contrair uma grave infecção ocular. Concordamos que a prevenção é importante e que o colírio deve ser utilizado. Porém...

1. Nada impede que essa rotina seja adiada por alguns minutos. Ela não perderá eficácia e permitirá que o contato "olho no olho" se realize.

2. Só deveria ser colocado em crianças nascidas de parto vaginal, pois sabe-se que a contaminação ocular só ocorre na passagem do bebê pela vagina. É lamentável observar seu uso indiscriminado em todas as crianças, mesmo nas que nascem por cesariana, cuja contaminação é impossível, pois não passaram pela vagina.

POR QUE ROTINAS TÃO RÍGIDAS?

Além de tudo o que foi dito, é preciso questionar a real necessidade de adotar verdadeiros rituais e rotinas rígidas para todos os recém-nascidos. Por que não pensar em cuidados individualizados para os bebês? Talvez isso aumente os custos hospitalares e o trabalho das equipes assistenciais. Porém, a formação do vínculo mãe–pai–filho é tão importante que mereceria esses esforços.

A separação de mãe e filho logo após o nascimento é o primeiro desses rituais. A criança é levada para uma sala, erroneamente, no nosso entender, chamada de "sala de reanimação". Fica a impressão de que os bebês nascem "desanimados" ou com problemas, precisando de cuidados.

É evidente que a grande maioria das crianças poderia ficar com a mãe e ser observada e examinada pelo pediatra, sem nenhuma interferência no vínculo mãe-filho. Qualquer atitude médica, caso necessária, pode ser adotada dentro da própria sala de parto, perto dos pais. Hoje, algumas maternidades já têm dentro das salas equipamentos apropriados para isso.

Outra prática comum é a colocação, em todos os bebês, de uma sonda nasogástrica para aspirar possíveis secreções engolidas, que poderiam causar posteriormente vômitos e até leves transtornos respiratórios. No entanto, sabe-se que a maioria dos bebês nasce respirando adequadamente, sem ter engolido nenhuma secreção, e não precisaria, portanto, da colocação da sonda nasogástrica. São realizadas manipulações desnecessárias com os bebês, muitas vezes agressivas, que prejudicam a relação com a mãe. Por que não fazer esse tipo de manobra apenas nos casos em que a criança realmente necessita?

Devemos ainda considerar o tipo de informação dada aos pais que acabam de ter um filho. Clareza e simplicidade na comunicação é tudo de que eles precisam nessa hora tão importante. Terminologias técnicas e incompreensíveis só aumentam a ansiedade. Termos como, por exemplo, APGAR (a pontuação que a criança recebe quando nasce, referente ao seu estado e prognóstico, que inclui a freqüência cardíaca e respiratória, cor, tônus muscular e resposta aos estímulos), deveriam ser mais bem explicados durante a permanência da família na maternidade.

Finalmente, nunca é demais repetir: o contato entre mãe e filho recém-nascido é de muita importância para ambos. É bonito observar que, quando estimulamos a intimidade entre os dois, a criança mostra-se tranqüila, num estado de prazer total que poderíamos chamar de "estado de nirvana", e que, ainda na sala de parto, com poucos minutos de vida, começa a sugar o peito materno com avidez, enquanto olha e é olhada pela mãe com ternura. É um momento de extrema emoção tanto para a recém-criada dupla mãe e filho quanto para o pai, quando presente, e ainda para as outras pessoas que têm a sorte de testemunhar esse instante.

O relato feito por uma mãe e transcrito do livro *Seu bebê,* da Clínica Tavistock de Londres, é por demais ilustrativo sobre a primeira mamada da filha pouco depois do nascimento, ainda na sala de parto: "Ela olhou dentro dos meus olhos e, em seguida, para o bico do meu seio, 'apoderando-se' logo dele como quem tem um objetivo já traçado a cumprir, e aí começou a mamar energicamente...".

Berçário ou alojamento conjunto?

O berçário nasceu há cerca de cinqüenta anos, antes mesmo de as mulheres se habituarem a deixar suas casas para ter os filhos em hospitais. Naquela época, esse local cumpria a missão para a qual havia sido criado: cuidar basicamente de recém-nascidos prematuros ou doentes – com poucas chances de sobrevivência.

Com a popularização do hospital como lugar mais adequado para o nascimento, os berçários começaram a atender todos os recém-nascidos: doentes, prematuros, sadios e nascidos em tempo normal. Desde então, é ali que permanecem os bebês que acabam de nascer, e a "nova missão" poderia ser justificada pela otimização do atendimento a esses bebês.

Estamos convencidos, porém, de que o recém-nascido "normal" precisa mais do contato com sua mãe do que de cuidados especiais. O contato ideal, a nosso ver, é alcançado quando o bebê fica no quarto com a mãe, numa situação que se convencionou chamar de alojamento conjunto. Esse sistema proporciona as seguintes vantagens:

- Maior intimidade da mãe e do pai com o filho, o que estimula o afeto e o surgimento do apego entre eles.
- A mãe pode exercitar todos os cuidados com o bebê, com o auxílio do pessoal da maternidade e do berçário. Desse modo, estará mais confiante na hora de voltar para casa.

- Ela vai descobrindo, por meio da observação constante e direta, aquilo de que seu filho precisa, suas vontades e desejos, e a maneira peculiar de manifestá-los.

Quando o bebê fica no berçário, a rotina do hospital impõe que o levem ao quarto da mãe em horários mais ou menos rígidos. Essa prática está longe de respeitar as necessidades de ambos. Muitas vezes, a criança chega dormindo ao quarto e frustra as expectativas da mãe que, aflita, fica tentando acordá-lo para que mame. Se o bebê continua dormindo, o desapontamento aumenta e se estabelece uma espécie de "desencontro" que acaba dificultando o vínculo entre eles.

É bom deixar claro, porém, que embora defendamos a permanência da criança sempre perto da mãe no hospital, é o casal que deve escolher onde ficará o bebê. O ideal é informar-se e pesar os prós e contras de cada método, para então decidir por aquele que mais se ajuste.

Sabemos que muitas vezes essa escolha é influenciada por comentários da família ou de amigos, do tipo: "Aproveite a mordomia da maternidade para descansar", "Deixe as enfermeiras do berçário cuidarem do bebê", e até mesmo: "A criança no quarto acaba atrapalhando as visitas".

De certa maneira, todos esses fatores podem e devem ser considerados. A mãe só poderá fazer a melhor escolha quando conseguir equacionar bem sua vontade, suas prioridades e limitações. E nunca deve se sentir culpada se, por dificuldades físicas ou emocionais, precisar recorrer ao berçário. Nessa hora, os dois, mãe e filho, estão fragilizados e devem ser cuidados.

Bombardeio de palpites

É sempre grande a sensibilidade da mãe à opinião do pessoal médico e paramédico acerca do estado do seu bebê. E, fundamentalmente, sobre a capacidade de ela própria cuidar do recém-nascido. Assim, achamos necessário recomendar às pessoas que participam de tal processo que procurem mostrar-se suficientemente otimistas e abster-se de fazer comentários que critiquem ou desqualifiquem a função materna.

Já ouvimos frases de familiares ou amigos do tipo: "Lógico, você está muito insegura", "Também, pudera, é marinheira de primeira viagem". Ou: "Você vai ver o que é trabalho quando voltar para casa: não conseguirá dormir nem um minuto!" Ou ainda: "Coitado, o nenê vai ser uma cobaia na mão de vocês..."

Muitas vezes, o que costuma ser dito sob a forma de comentários simpáticos e engraçados, para descontrair, acaba se transformando em insegurança e ansiedade por parte dos pais. Para piorar a situação, ainda podem juntar-se aos tais comentários observações de alguma atendente de berçário que fale demais: "Coitadinho, depois da mamada seu filho chega ao berçário morrendo de fome". É fácil imaginar o efeito devastador que essas palavras podem ter para uma mãe vulnerável e ainda insegura em seu papel. O termo "morrendo" certamente tem conotações diferentes para quem o diz e para a mãe que ouve.

Melhor seria falar menos, ouvir mais, elogiar tudo aquilo que a mãe faz bem e tentar melhorar, com sutileza e respeito, o que ela ainda não aprendeu. Isso aumenta a sua auto-estima e autoconfiança, que são muito importantes para desenvolver seu papel. Outra atitude positiva e bastante valiosa é dar-lhe a chance de desabafar, chorar, demonstrar temor, insegurança e contradição em relação a ser mãe e à sua capacidade de cuidar do filho.

Na relação médico/paciente, esse tipo de comportamento pode ser mais acolhedor e respeitoso para a mulher do que os famosos "tapinhas" nas costas acompanhados da frase: "Fique tranqüila, filhinha, tudo vai melhorar", que desconsideram o que a mãe sente ou qualificam tais emoções como bobagens. Esse comportamento inibe a possibilidade de a mãe expressar o que sente, de "botar tudo para fora" para então poder começar a sentir-se firme e disposta com sua nova responsabilidade.

Em geral, os médicos têm pouca capacidade de tolerar os sentimentos negativos da mãe. Muitos obstetras, pediatras e enfermeiros que lidam com o parto escolhem essas profissões porque os resultados são, na grande maioria das vezes, muito felizes e otimistas. Isso os deixa menos receptivos para acolher as aflições e angústias das mães, que de fato existem, por melhores que sejam o trabalho de parto e o atendimento ao filho.

Todo adulto que entra em contato com o casal e o recém-nascido (familiar, amigo, babá, médico etc.) apresenta uma certa dose de competição, porque gostaria de ser o principal encarregado desse pequenino, impotente, dependente, e ao mesmo tempo, maravilhoso ser. Desqualifica-se, consciente ou inconscientemente, o papel dos pais como pessoas competentes para cuidar da criança. É claro que ninguém admite tal impulso. Afinal, não gostamos de reconhecer em nós mesmos emoções menos nobres como a inveja, mas é esse o sentimento que a relação dos pais com seu bebê recém-nascido costuma provocar.

É bom refletir sobre isso para que se consiga ajudar os pais e não atrapalhá-los. Podemos e devemos reforçar os aspectos positivos que eles possuem, o que só aumentará sua auto-estima e permitirá que levem a bom termo o processo difícil e ao mesmo tempo gratificante que é criar um filho.

HISTÓRIAS DE PAIS AFLITOS

São dois pais: um, real. O outro, personagem de comercial de televisão. O comportamento dos dois reflete outro aspecto da grande complexidade que envolve o comportamento do pai durante todo o processo de nascimento do filho.

"Querido, chegou a hora." Às duas da madrugada, uma jovem gestante diz, aflita, ao marido:

– Querido, a bolsa rompeu, o que eu faço?
Ele responde, imediata e automaticamente:
– Ligue para sua mãe.
Ela, mais aflita:
– Mas você sabe que minha mãe mora a quatrocentos quilômetros daqui!
Enquanto ela arruma a mala rapidamente, ele vai ao telefone e liga para a sogra, de qualquer jeito...

A história acima, embora pareça piada, é verdadeira, e, além do mais, o homem em questão é ginecologista. A cena, entre cômica e inacreditável, mostra que, apesar de ser um profissional da área, ele não escapou da situação de impotência e preocupação que todo homem sente quando vai ser pai pela primeira vez. Ele precisava do apoio de uma pessoa que já tivesse passado pela mesma experiência que sua mulher estava vivendo. Ou, pelo próprio fato de ser médico, talvez estivesse atemorizado ou influenciado por alguma ocorrência que já vivera como profissional. De qualquer maneira, esse homem precisava que outra pessoa assumisse seu lugar e controlasse a situação. A sogra foi a escolhida, embora a distância tornasse impossível sua ajuda.

Esqueceu a mulher na calçada... Um comercial de televisão, que anuncia determinado convênio médico, mostra um casal jovem e bonito morando num apartamento bem decorado, com carro importado na garagem. O filme, sem falas, foca a mulher grávida gesticulando muito, sinalizando que está na hora de ir para a maternidade. O marido entra em pânico. Parte apressadamente com seu carro para o hospital, tão apressadamente que esquece a mulher com a mala na calçada! Percebe o erro, consegue se lembrar de como engatar a marcha a ré para apanhar a mulher e finalmente chegam à maternidade. Lá, continua seu ciclo de trapalhadas. Tenta entrar com ela na porta giratória, o que os deixa entalados; ao falar com a recepcionista, aflito e sem parar, impede que a gestante dê as explicações necessárias; e ao mesmo tempo, por se movimentar exageradamente, acaba dando-lhe cotoveladas na barriga. Nesse momento, pode-se observar um sorriso cúmplice, entre simpático e compreensivo, das pessoas que testemunham a patética cena. Um corte rápido e na cena seguinte os dois estão no quarto com o bebê. A mãe o segura com carinho. O pai, emocionado, com um bichinho de pelúcia nas mãos, tem os olhos marejados. Não parece ser agora o mesmo "pateta" de minutos antes.

Por que contamos essas duas histórias? Porque nos parece importante discutir o difícil papel do pai na hora do parto. Se, de fato, o comercial de televisão mostra o que a sociedade pensa, poderemos elaborar várias hipóteses:

- Todos os homens prestes a se tornar pais revelam-se verdadeiros patetas.
- As mulheres casam-se com homens imaturos e inadequados, sem saber o que estão fazendo.
- O estereótipo social faz uma caricatura exagerada e injusta dos homens.

Obviamente, a terceira hipótese nos parece verdadeira. Seria importante que a sociedade como um todo, e em especial as pessoas envolvidas com o parto, pudessem entender e conter esse pai ansioso que não sabe, por não ter referências, como desempenhar seu papel.

Em parte, essa "falha" se deve ao fato de que, tradicionalmente, a função de coordenar situações e solucionar eventuais problemas relacionados ao nascimento de uma criança sempre coube à avó materna, com a exclusão total do pai. Era ela quem orientava e acompanhava a filha até a maternidade, tomando as decisões. Enquanto isso, o pai continuava trabalhando, para justificar seu papel de provedor, visitando mulher e filho no hospital apenas durante algumas horas, após o expediente.

Hoje, felizmente, essa situação está mudando, embora o homem ainda não tenha encontrado o caminho ideal nem a sociedade o auxilie nessa busca. Conhecemos algumas maternidades que, até pouco tempo, dificultavam a entrada do pai na sala de parto. Há outras que chegavam a cobrar honorários para ele assistir ao nascimento do filho. O médico obstetra tornava-se responsável pela presença paterna, assinando um termo sobre os cuidados que se deveria ter com esse "estranho no ninho", como se uma conduta inadequada por parte do pai pusesse em risco a ordem estabelecida na sala de parto.

Como se fosse pouco, os pais ainda hoje têm de ouvir brincadeiras de alguns médicos na hora do parto. Eles insistem em dizer pérolas como: "Cuidado, é melhor você se sentar no chão, assim quando desmaiar não se machuca..." Ou: "Avise quando começar a passar mal, para a gente deixar de atender sua mulher e só cuidar de você". Depois de tantas provocações e provações a que são submetidos, é admirável que alguns homens ainda queiram assistir ao nascimento do filho!!!

É bom lembrar ainda, a cada um desses pais, que acompanhar a mulher na hora do parto não significa obrigatoriamente ele estar ali, olhando bem de perto o bebê passar pelo canal vaginal. Ver sangue e assistir às dificuldades normais da cabeça do nenê atravessando a vagina podem não ser cenas 100% agradáveis para uma pessoa desacostumada a esse tipo de situação, embora se trate do nascimento do próprio filho. Existem outras maneiras de acompanhar o nascimento de um filho, como ficar ao lado da mulher, dando-lhe apoio e carinho, sendo solidário. Isso é o mais importante.

Estamos certos de que muitos pais já conseguem participar do momento do parto. Devemos reconhecer também que não dependem de suas sogras para comandar a situação. Essa nova conduta é uma grande conquista, mesmo que, num determinado momento, ainda sejam tomados pela sensação angustiante de "e agora, o que é que eu faço?". Alguns pais, justamente por não saber "o que fazer", decidem filmar tudo e todos, ficando "escondidos" atrás da câmera, e esquecem o fundamental: a mulher se beneficiaria, e muito, com sua verdadeira presença, e não com uma "presença-ausência".

4
DO NASCIMENTO AOS 12 MESES

Eu sou o poeta da mulher
tanto quanto do homem
e digo que tanta grandeza existe
no ser mulher
quanto no ser homem,
e digo que não há nada melhor
do que ser uma mãe dos homens.

Walt Whitman
Canto a mim mesmo

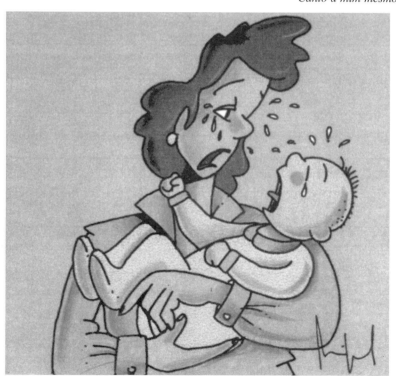

A VOLTA PARA CASA

O primeiro dia

"Socooorro!!! Cadê o pessoal da maternidade?!!"
Seguramente, os pais não pronunciam essa frase, mas com certeza pensam nela no primeiro dia do bebê em casa.

Um dia diferente daqueles passados no hospital e daqueles que ainda virão. Diferente porque traz uma situação de ruptura para a mãe. Ela e seu filho estavam hospedados numa instituição. Um lugar com normas próprias, horários mais ou menos fixos e com uma estrutura que, adequada ou não, lhe proporcionava apoio e dividia as responsabilidades. De volta à casa, tudo vai depender exclusivamente dela. E isso desperta medo e muita ansiedade.

O comportamento do bebê, com essa mudança de ambiente, pode apresentar duas condutas absolutamente opostas – e normais. Ou ele fica agitado, ou dorme sem interrupção. É fácil entender os dois comportamentos. Basta lembrarmos que esse recém-nascido, tão sensível, tem de se adaptar a inúmeras mudanças. Saiu da rotina do berçário, ouve sons diferentes, percebe outra iluminação, sente a variação da temperatura e, além disso, ainda passeou de carro da maternidade até sua casa, o que por si só é excitante.

É natural que tantas alterações o afetem. Por isso, pode mostrar-se agitado, querendo mamar a toda hora, fora dos horários indicados pelo pediatra na maternidade. Essa é a primeira conduta de que falamos. Como deve agir a mãe? O ideal é deixar o bebê no peito o tempo que precisar, mais para acalmá-lo do que para dar-lhe alimento. Ao experimentar o contato com a pele da mãe, sentir seu cheiro, perceber a maneira como ela o segura e embala, ele finalmente se acalmará.

A segunda conduta do bebê é mostrar-se vencido pelo cansaço ocasionado por tantas mudanças e passar o tempo todo dormindo. A mãe se aflige, achando que existe algum problema... Não. Faz parte do período de adaptação. É bom deixá-lo dormir o tempo que for necessário, para que ele possa iniciar depois uma nova rotina em seu ambiente definitivo.

Consideramos importante chamar a atenção para essas duas situações antagônicas porque, quando se troca informações com outros pais, costumam surgir contradições e diferenças, já que cada criança reage de um jeito peculiar diante das mesmas situações. Cada bebê tem seu ritmo, que deve ser respeitado.

O primeiro dia em casa ainda tem... os adultos. Há casais que preferem ficar sozinhos com o filho, tentando resolver da melhor maneira possível qualquer dificuldade que se apresente. Outros procuram rodear-se de pessoas que os ajudem, e isso inclui os avós, irmãos, amigos e até uma enfermeira ou babá contratada antecipadamente. É preciso dimensionar bem a atuação dessas pessoas, para que sobre um espaço para os pais. Se houver um excesso de palpites, a mãe ficará confusa em vez de aliviada. Deve-se preservar um ambiente de tranquilidade na casa para que a mãe possa acolher seu bebê e criar um vínculo afetivo com ele nas melhores condições emocionais.

Muitas vezes a mulher é exigida a atender um número exagerado de visitas, desviando sua atenção para o convívio social, quando o momento pede recolhimento e aconchego. Nesse caso, o marido deveria funcionar como um filtro, impondo limites para que o excesso de visitas não aconteça e, caso ocorra, não atrapalhe o vínculo entre a mãe e o bebê.

Seria bom que todas as mães, principalmente as de primeiro filho, pensassem nesse momento e tentassem imaginar como realmente gostariam que acontecesse. Sim, porque às vezes o casal adota atitudes contraditórias: ao mesmo tempo que afirma querer estar sozinho, avisa o nascimento do filho a todo mundo, quase pedindo, implicitamente, para ser visitado.

Além de todas essas situações novas e desconcertantes que obrigam a mãe a tomar decisões, lembramos que ela está sob os efeitos do "período sensível", que começa já nas últimas semanas da gestação. Nesse momento, ela enfrenta basicamente o medo da responsabilidade, de assumir os cuidados desse novo e tão indefeso ser. Colaboram para aumentar a insegurança da mãe sua própria inexperiência e desinformação. Afinal, ela não foi treinada nem informada sobre o que irá passar. Mesmo que tenha havido a intenção de informá-la durante a permanência na maternidade, nada vale se a linguagem utilizada foi técnica e de difícil compreensão, o que em geral acontece. A mãe precisa receber informação de maneira clara e acessível sobre as questões mais corriqueiras que poderão ocorrer com seu filho. Tornar conhecido o desconhecido ajuda a diminuir o medo e a ansiedade.

Por que meu filho chora?

"Fico desesperada. Meu filho chora e não sei o que fazer para acalmá-lo." Esse é um dos desabafos e pedidos de ajuda mais freqüentes das mães recém-chegadas da maternidade. O choro do bebê sempre angustia, porque instintivamente os pais sabem que, ao chorar, ele está manifestando alguma coisa, mas... o quê?

As necessidades de uma criança são numerosas e variadas, e a demanda é feita sempre da mesma forma: por meio do choro. O problema é que conhecer o filho exige um longo processo, que não acontece de uma hora para outra. Aos poucos, a mãe vai aprimorando a escuta, a capacidade de decodificar os sinais do bebê, e começa então a adequar suas respostas. Poderá ficar aflita num primeiro momento, mas, com a convivência, conseguirá entender os diferentes pedidos de seu filho. Nos primeiros dias, a mãe não tem consciência desse potencial. Ela ficaria bem mais tranqüila se soubesse que possui uma capacidade quase mágica, inexplicável, de entrar em contato com as necessidades do filho mediante o reconhecimento inconsciente de suas necessidades quando ela própria era um bebê.

Lembremo-nos de que enquanto a mãe se esforça para tentar entender o bebê, ele também se empenha em entendê-la.

Diversos trabalhos científicos mostram que de fato a mãe tem a capacidade instintiva de regredir para compreender o filho, desde que se sinta apoiada e ganhe autoconfiança. A família e os profissionais que a rodeiam deveriam acolher e respeitar esse momento, pois **eles sabem, embora teoricamente, por que as crianças em geral choram, mas só a mãe sabe exatamente por que a "sua" criança chora**. Isso acontece porque existe uma sintonia especial entre mãe e bebê. Cada bebê é único e tem peculiaridades que só a própria mãe descobre.

Mas quais são as causas mais comuns do choro? Todas as situações desconfortáveis, como fome, dor, calor, frio, barulho. Acontece que existem outras causas não tão freqüentes que estão ligadas à simples necessidade da criança de se comunicar, como se dissesse: "Mãe, quero que saiba que estou bem, choro porque é a única maneira que eu tenho para contar-lhe isso".

A maioria dos adultos costuma dar ao choro apenas uma conotação negativa, pois parece que as pessoas perderam a capacidade de chorar de alegria... Então, toda mãe interpreta, na sua aflição, uma simples comunicação como sinal de sofrimento, que ela logo tenta suprir. Rapidamente, oferece o peito, porque pensa que o bebê tem fome. Como a sucção é um mecanismo reconhecidamente tranqüilizador, não apenas para acalmar a fome, a criança pára de chorar e a mãe, satisfeita, pensa que agiu certo, indo ao encontro da "verdadeira" causa do choro do filho, quando na realidade não foi bem isso o que aconteceu.

A criança pode chorar como uma maneira de se expressar e também para extravasar sua tensão. Se, nesse momento, for colocada no peito, pode até se acalmar. O gesto funciona, no entanto, como se colocassem um esparadrapo em suas emoções, impedindo que ela desabafe tudo o que sente, para depois se reorganizar e tranqüilizar. Há ocasiões em que o bebê fica realmente com muita raiva, como se estivesse "tomado" por sentimentos intensos e violentos. Qualquer tentativa de acalmá-lo parece inviável. É importante que a mãe fique calma e mostre que pode conter essa raiva estando presente, dando-lhe colo e aconchego, porém, deixando-o chorar. Entendemos que isso é muito difícil nesses primeiros momentos e que a mãe acaba sentindo-se frustrada por não conseguir acalmar seu bebê. Mas é bom ter consciência de que o choro do bebê nem sempre tem que ver com o que a mãe está fazendo ou deixando de fazer. Além do mais, não podemos evitar sempre, e nem totalmente, os pequenos sofrimentos dos filhos.

O leque das causas do choro é muito amplo, assim pode ser útil e adequado que as mães utilizem o método da "tentativa, erro e acerto" nesse começo de convivência. A melhor maneira de responder à situação, porém, é a mãe dar-se o tempo de que precisar para conhecer seu filho. Observar seu comportamento, seus pedidos e suas respostas bem de perto para assim ir corrigindo os erros e ficar mais próxima dos acertos.

Os cuidados oferecidos, além de dar segurança e conforto ao filho, devem facilitar o aparecimento progressivo da capacidade de saber esperar até que a mãe apareça para pegá-lo no colo ou amamentá-lo.

Aleitamento: verdades e mentiras

Por ser um alimento específico da espécie humana, o leite materno propicia uma boa absorção gastrintestinal e possui todos os componentes nutricionais de que a criança necessita. Tem ainda qualidade imunológica, ou seja, funciona como imunizante, já que os anticorpos da mãe passam, por meio do leite, para o bebê, aumentando as defesas do seu organismo. Outra vantagem fundamental: o aleitamento materno favorece o vínculo mãe/filho, permitindo o contato pele com pele, além de muito aconchego e intimidade.

DO NASCIMENTO AOS 12 MESES 69

Por todas essas razões, somos a favor do aleitamento materno e o estimulamos permanentemente. No entanto, não concordamos com o conceito de que a "boa mãe" é somente aquela que dá de mamar ao seu filho, como se tentou transmitir em propagandas destinadas a estimular o aleitamento materno, cujo *slogan* era: "Seja uma boa mãe, dê de mamar ao seu filho". Muitas mulheres, por motivos fisiológicos ou de natureza psicológica, sentem-se impossibilitadas de fazê-lo, o que não significa que não possam ter um bom vínculo afetivo com o seu filho.

Assim como o mito da "boa mãe", há outras idéias falsas envolvendo a questão do aleitamento. Diz-se por aí que o bebê pode chorar porque a mãe tem "leite fraco, que não sustenta". Nada mais inverídico. É possível, sim, ter pouco leite ou muito leite, mas nunca leite fraco. Pesquisas com mulheres de todas as classes sociais comprovaram que não existem diferenças qualitativas entre as amostras de leite materno colhidas. A mãe desnutrida, sem condições de se alimentar adequadamente, também terá leite com os mesmos componentes que o das outras mães.

Esses conceitos errôneos, transmitidos como verdades de geração em geração, não possuem nenhum fundamento científico.

Outra crença diz que, para o leite ser melhor e mais abundante, é bom tomar canjica ou cerveja preta, entre outras coisas... Ou, ainda, que comer feijão, chocolate ou cebola interfere na qualidade do leite... Nada disso tem a ver com a realidade. A mãe deve apenas apelar para o bom senso, o que significa: não se proibir de comer o que gosta nem se forçar a ingerir o que não gosta.

Vale ressaltar que o ato de dar de mamar só deve proporcionar prazer – não é provação nem sofrimento. Sabemos que amamentar pode acarretar ansiedade porque a mãe de fato não vê o que o nenê toma de leite. Ela não controla o que ele mama, como ocorre com a mamadeira.

Nas primeiras mamadas, tem de se dar todo um ajustamento entre o bico do seio e a boca da criança, o que às vezes não é muito fácil, porque o bico não está bem formado. É com a própria estimulação da mamada que essa dificuldade vai desaparecer. No ato de mamar, a mãe e seu filho devem dar-se tempo para entrar em sintonia, a qual, uma vez alcançada, continuará acontecendo com fluidez: ocorre um equilíbrio entre a estimulação do seio e a produção de leite. Para essa sintonia ser possível, é importante que a mãe e o filho estejam sozinhos, descobrindo os "segredos" de seus corpos, num ambiente tranqüilo, olhando-se e comunicando-se durante a mamada. É preciso respeitar esse momento, que pode estar marcado por instantes de encontro e desencontro. Quando a escolha é a mamadeira, pensamos ser importante que a mãe a dê, justamente para ir criando um vínculo com seu filho, e também que procure estar sozinha e, especialmente, que o segure bem e confortavelmente.

Para nós, o ditado "ser mãe é padecer no paraíso" é um conceito impróprio. O que de fato tem valor é o vínculo afetivo e as sensações boas que possam surgir na hora do aleitamento. Acreditamos, definitivamente, que alimentar o filho, seja dando o peito, seja dando a mamadeira, deveria sempre representar um gesto que ofereça, além da nutrição alimentar, a nutrição afetiva.

O quarto, os ruídos, os ritmos...

Apesar de muitas vezes já estar preparado antes do nascimento, o quarto do bebê só será usado depois de algum tempo. Nos primeiros dias, convém que a criança permaneça no quarto dos pais, perto da cama do casal. A mãe se sentirá mais confortável e segura com o filho "à mão", durante a noite. É bom não esquecer que a mãe estará no período pós-parto, com os incômodos próprios dessa fase. A proximidade física do filho fará com que se movimente menos e sinta menos dor e cansaço.

Entretanto, essa proximidade deve ter um prazo mais ou menos curto. Depois de um certo tempo, é preciso estimular a saída do quarto dos pais, para que exista um limite claro entre esse quarto e o da criança. Esse tempo não deveria exceder os quatro ou cinco meses. Se determinada família não possuir em sua casa um local independente para o filho, deve procurar outra solução, como montar um espaço semi-isolado dentro do quarto, de modo que exista uma delimitação espacial e geográfica separando pais e bebê.

Um ambiente tranqüilo é importante, mas alguns pais acreditam que ele deve se transformar totalmente em função do bebê, como se este fosse alguém por demais frágil e quebradiço. Há casas que viram "mosteiros", absolutamente silenciosas, sem que ninguém possa falar alto para não incomodar a criança. Isso é um exagero. Se o pai ou a mãe gostam de ouvir música, por que não continuar tendo esse prazer? Cuidar de um bebê implica trabalho e responsabilidade, e até a necessidade de adequar alguns hábitos, mas nunca a perda de qualquer satisfação. A criança precisa ter a possibilidade de adaptar-se à rotina do ambiente familiar, onde ruídos (sem exageros) existem.

Noites de desespero

Queremos ainda lembrar que a criança saiu do útero silencioso, confortável e prazeroso para um mundo cheio de estímulos. A mãe, tensa e cansada, apenas começa a aprender sua função. Tudo isso contribui para alguns desajustes momentâneos, como a criança trocar o dia pela noite, ou acordar várias vezes na madrugada por causa das cólicas e de outros desconfortos. Isso é natural e não deve preocupar demais os pais. O bebê só terá um ritmo diurno-noturno a partir do segundo mês de vida, quando começa a funcionar o famoso relógio biológico chamado *ritmo circadiano*. Somente algumas crianças (e seus sortudos pais!) conseguem dormir a noite toda desde o nascimento. Os outros não devem desanimar.

Não é fácil para a mãe sentir-se impotente e cansada diante do bebê que chora a noite toda sem conseguir resolver a situação. Uma delas diz: "Fiquei tensa e agressiva, parecia estar a ponto de fazer uma besteira". Outra reclama: "Só sabia que precisava dormir, e chorava junto com o bebê". Uma terceira fala: "Cheguei a pensar que ia bater nele". Nesses momentos de desespero, é necessário que outra pessoa menos tensa (pai, babá, avó) entre em cena para acalmar o bebê e assim permitir que essa mãe tome distância da situação e recupere a sua adequação. Sabemos que todos "pensamos besteiras", o importante é conseguir falar sobre elas e desabafar, isso permite que muitas dessas idéias não sejam postas em prática. A mãe que está assistida por seu marido ou por um familiar se sentirá aliviada e poderá encontrar novas forças para lidar com o nenê. Não esqueçamos que, nessa etapa, também a mãe está fragilizada por todas as mudanças acontecidas e pela sua própria inexperiência.

Avós ajudam ou interferem?

É difícil para uma mulher abandonar o papel principal de mãe, que ela já ocupou, para assumir o papel secundário de avó, principalmente quando sua experiência não é reconhecida ou não a deixam relacionar-se espontaneamente com o neto. A avó impedida de pegar o bebê no colo – alguns jovens casais mantêm essa norma rígida de nos primeiros dias ninguém segurar a criança, a não ser eles próprios – pode entender que está sendo rejeitada e "expulsa" do relacionamento com o neto. Ao se sentir excluída, ficará enciumada e poderá provocar, mesmo inconscientemente, com atitudes competitivas, um grande mal-estar na mãe da criança, que já tem dificuldades suficientes para encarar.

Em alguns casos, os avós podem mostrar-se invasivos ou competitivos, sem que essa atitude seja favorecida ou provocada pelos pais. Eles tentam impor sua presença, sua forma de cuidar e educar, sem dar espaço aos filhos para que tenham sua própria experiência – que, embora diferente da dos mais velhos, pode ser igualmente eficaz.

Em geral, o papel positivo ou negativo que as avós exercem está relacionado à ligação anterior entre mãe e filha ou entre sogra e nora. Se houve e há um relacionamento afetuoso e respeitoso, a avó será uma figura interessante e eficiente dentro da nova família. Ela provavelmente irá auxiliar, e não atrapalhar. Se a ligação já era permeada pelo ciúme ou competitividade, esses sentimentos continuarão a existir. Percebemos, porém, que muitas mulheres, que poderiam ajudar bastante o casal, acabam sendo marginalizadas pela idéia preconceituosa de que "toda avó estraga os netos".

Muitas vezes, o casal acaba brigando entre si por causa das respectivas mães. Quem já não disse ou ouviu frases assim: "Não agüento mais sua mãe dando palpite em tudo", ou "Você não aceita nenhum conselho da minha mãe, por melhor que ele seja..." São atritos normais que, ao ser esclarecidos, deixam de existir em pouco tempo, desde que os vínculos com as avós, antes do nascimento, tenham sido saudáveis.

Devemos refletir profundamente sobre as questões envolvendo os avós por uma razão simples: é muito importante para a criança o relacionamento com eles. Por sua experiência e amadurecimento, os avós se permitem ser bem mais ternos e sensíveis, mais livres e espontâneos do que o foram com seus próprios filhos, criando uma relação diferente e prazerosa para a criança. E, assim como as avós devem esforçar-se em respeitar a mãe, para que ela possa exercer livremente seu papel, os pais do bebê não deveriam privar avós e netos desse delicioso vínculo.

Babá ou enfermeira?

Algumas pessoas chamam a babá de enfermeira, querendo lhe dar uma conotação técnica de autoridade, como sendo uma profissional "detentora do conhecimento e da experiência" no trato com a criança. Tal atitude pode insinuar o desejo de transferir as responsabilidades do cuidado infantil para "alguém que sabe mais".

Observamos com freqüência a mãe olhando seu filho por trás do ombro dessa mulher que comanda a cena, manipulando, decidindo e determinando o que fazer com o bebê. De forma passiva, a mãe concorda com todas as resoluções tomadas pela outra, acenando com a cabeça.

Estamos convictos de que essa conduta não é adequada: que espaço a mãe ocupa? Como deve exercer seu papel e aprender com o filho? Ela precisa efetivamente ser auxiliada pela babá, mas não ser comandada por ela. Toda mulher inexperiente merece ser ajudada no processo de compreender seu filho, até aprender a detectar e a decodificar seus sinais, para assim oferecer as respostas adequadas. Se essa função é delegada a outra pessoa, a mãe levará mais tempo para conhecer seu bebê, e estabelecer um vínculo adequado se tornará mais difícil.

A babá ou enfermeira pode ser uma figura importante e necessária. Apenas alertamos que se devem colocar limites à sua função, que implica colaborar, e não tomar conta. Sua atitude não deveria estar orientada pela competição, assim como é preciso que sua experiência seja transmitida com equilíbrio, sem comentários onipotentes do tipo: "Faz vinte anos que cuido de crianças", ou "Já cuidei de mais de cem, enquanto a senhora é marinheira de primeira viagem...". A figura da babá será positiva na medida em que conseguir diminuir a ansiedade e possível depressão da mãe. E terá uma influência negativa se aumentar suas sensações de insegurança por meio de uma conduta competitiva que procura desqualificar até a melhor das intenções.

Vale a pena ter um filho?

O nascimento de uma criança altera a relação marido/mulher e acarreta uma série de mudanças na mãe, que fica cansada, deprimida e pressionada a encarar o grande desafio que é cuidar (e bem!) de um filho. As pressões podem ser internas e também externas, vindas das pessoas à sua volta. Cuidar implica conhecer, decifrar códigos, entender uma linguagem desconhecida para poder dar respostas eficazes.

Além disso, a mãe precisa equacionar sua relação com a família de origem e, se for o caso, com a pessoa contratada para auxiliá-la. Tem de saber diferenciar os conselhos úteis dos descartáveis, e considerar que o bombardeio de sugestões às vezes surge por causa de uma ponta de inveja, provocada pela presença do recém-nascido.

Tudo isso é realidade, mas ter um filho é uma experiência única, que transforma, gratifica, enriquece e marca definitivamente a vida de um ser humano.

O BEBÊ E O MUNDO

Simbiose: uma relação sem limites

Chamamos de período simbiótico aquele que vai do nascimento até o terceiro mês de vida. Essa etapa está marcada pela turbulência de todo começo; é cansativa e angustiante, porém, ao mesmo tempo, muito gratificante. Nesse período a relação entre mãe e filho é tão íntima e próxima que parece não haver nenhum limite entre os dois, como se formassem um único ser.

Os cuidados maternos, nesse momento, funcionam como ponte entre a gravidez e a vida extra-uterina. O primeiro trimestre de vida do bebê chega a ser considerado por alguns autores como o "quarto trimestre da gestação"; para esses autores, o parto marcaria o nascimento biológico, enquanto o nascimento psicológico da criança ocorreria a partir do terceiro mês.

Nessa etapa, o bebê precisa ficar muito próximo da mãe. É como se a placenta intra-uterina se transformasse em placenta familiar extra-uterina, invisível e impalpável, mas tão fundamental que, sem ela, a criança não se desenvolveria adequadamente. O invólucro invisível da presença materna faz com que o bebê não se sinta sozinho e indefeso num mundo tão vasto e perigoso. Do mesmo modo, essa placenta extra-uterina permite à mãe conhecer e entender seu filho, observar e decodificar seus sinais, para então dar-lhe o que necessita. O bebê se sente, dessa forma, seguro, compreendido, com confiança na pessoa que se dedica a ele, o que facilita o aparecimento progressivo da autoconfiança.

O período simbiótico, permeado pelos cuidados maternos, permite que a criança, apesar de nascer tão indefesa, possa adquirir capacidades cada vez mais complexas e converter-se futuramente num ser humano independente.

O bebê começa daí em diante o longo e gradual processo de separação da figura materna. Um processo que, se bem resolvido, permite a individuação, ou seja, permite ao bebê tornar-se um indivíduo singular e único. A família funciona, desse modo, como uma matriz, que promove tanto a humanização quanto a individuação.

A formação do triângulo

Nos três primeiros meses de vida, a simbiose entre mãe e filho marca uma etapa ao mesmo tempo feliz e angustiante para os pais. É um período de muita ternura, mas também de noites maldormidas, de linguagens não-compreendidas, de dúvidas infinitas. Os pais costumam sentir-se extremamente responsáveis em relação ao filho. Às vezes "perdidos" diante das solicitações do bebê, às vezes bastante satisfeitos ao se perceberem criativos e competentes em suas respostas e nos cuidados que lhe dedicam.

Nessa fase, uma reestruturação tanto física quanto emocional se processa na mulher. Progressivamente, ela começa a reassumir suas funções individuais, sociais e afetivas. Sai da relação fechada que mantinha com o bebê para voltar seu interesse para o relacionamento amoroso e sexual com o marido, até então prejudicado pela ansiedade e o cansaço; e volta a se interessar por atividades socioculturais.

Ao mesmo tempo que a mãe redescobre o universo familiar, amoroso, sexual, e o interesse pelo mundo externo, o bebê precisa sair da relação absoluta a dois para experimentar uma outra ligação emocional, humana e triangular que inclui o pai.

Quando isso acontece? A figura do pai começa a perfilar-se entre o terceiro e o quarto mês, porém, é a partir do quinto mês de vida do bebê que a figura paterna se torna nítida e importante para a criança. Tanto que é comum ouvirmos de mães enciumadas queixas como: "Eu dou de mamar, troco as fraldas, dou banho... até ontem, ele só olhava para mim. Agora, quando meu marido entra em casa e diz 'oi', o bebê, mesmo que esteja mamando, solta o peito, se joga para trás com um sorriso e mostra que quer ir com o pai". O que está acontecendo? Uma atitude absolutamente normal e necessária, que não significa nem falta de reconhecimento nem rejeição à mãe, e sim que a criança passou a incluir o pai, pois precisa dessa **relação a três**.

O processo natural de passagem do período simbiótico para o estabelecimento do "triângulo" pode prolongar-se além do quinto ou sexto mês. Isso acontece, em geral, quando a relação mãe/filho, muito forte, dificulta a entrada do pai. O ideal é que o homem tente entender o que está ocorrendo. Uma vez sabendo da necessidade da relação triangular para o bom desenvolvimento psicoemocional do bebê, o pai deve adotar um comportamento mais ativo e determinado, de modo a interferir no vínculo entre a mulher e o filho. Ao interditar com sua presença e atitude a relação estreita e fechada, "reconquistando a sua mulher" e colocando-se decididamente ao lado deles, beneficiará muito cada um dos componentes do grupo familiar.

O bebê e seu prazer

O ser humano nasce provido de uma série de aptidões físicas e psicológicas que lhe permitirão um sofisticado desenvolvimento futuro. Ao mesmo tempo, apresenta incapacidade absoluta para a sobrevivência, o que exige cuidados integrais. Um bebê não consegue viver sem a ajuda de um adulto. Daí a sua total dependência da mãe.

Do ponto de vista físico, transforma a passividade que tinha dentro do útero, onde se alimentava e respirava sem nenhum esforço próprio, em participação ativa para realizar essas mesmas funções após o nascimento, já que nasce com reflexos específicos, como a respiração e a sucção.

Do ponto de vista psicológico, apresenta algumas características interessantes. O mundo do recém-nascido gira em torno de sua boca. Ele começa a viver a chamada "fase oral". A boca lhe garante o alimento, a comunicação por meio do choro e de resmungos, e o alívio da tensão por essa descarga motora. A sucção lhe possibilita o prazer, até a chegada do peito, já que ele imagina que de seu dedo ou chupeta pode obter leite.

Está certíssimo dizer que procuramos o prazer desde que nascemos. Já nas primeiras horas de vida, todo bebê obtém prazer por meio da sucção, e é por essa razão que, durante o sono, ele continuará fazendo movimentos com os lábios como se estivesse sugando. Nesses momentos, podemos observar em seu rosto uma expressão ao mesmo tempo beatificada e voluptuosa. Esse prazer é "narcisista", auto-erógeno. A criança não tem noção de que existe um mundo exterior diferente dela. Sempre que puder, o bebê vai satisfazer seu prazer e apegar-se também ao objeto que o proporciona: a mamadeira ou o seio, que continuará chupando e acariciando, mesmo sem precisar deles, mesmo sem obter leite.

A supremacia da boca como zona erógena será mais tarde substituída por outras partes do corpo, que progressivamente irão ganhando importância. Ainda assim, ela continuará sendo um ponto importante ao longo de toda a vida, e será sempre estimulada. O prazer que começa pela sucção na fase oral continuará com o hábito de chupar o dedo e, mais tarde, se realizará com o ato de comer, de fumar, de beijar...

A chupeta e outros objetos

Pelo fato de a boca ser o centro do prazer do bebê, a chupeta tem um papel importante, desde o nascimento até mais ou menos os 2 anos de idade. Ela vai ao encontro das necessidades emocionais do bebê, permitindo que a sucção diminua qualquer tensão criada internamente. Não vicia nem altera a dentição, como se afirma por aí. Apenas não deve ser usada como inibidor do choro da criança, o que acontece muitas vezes, quando a mãe a oferece como se fosse um "esparadrapo" por não tolerar que o filho chore. Em vez de tampar suas emoções, melhor seria se a mãe tentasse descobrir o que ele está querendo dizer.

Se a criança continua a usar a chupeta muito depois dos 2 anos, convém refletir sobre os fatos acontecidos entre o início desse hábito e a dificuldade para deixá-lo.

É também a partir da boca que o bebê aprende a conhecer seu corpo. Primeiro olha as mãos, depois as une, experimentando uma sensação tátil, e, por último, as leva à boca. Assim toma consciência da mão e, com ela, pode pegar outros objetos com os quais irá repetir a mesma experiência. Isso normalmente acontece entre os dois e cinco meses de vida e se denomina reflexo "olho, mão, boca"; devemos permitir esse exercício, nunca tirando a mão da boca do bebê. O fato de levar a ela todos os objetos ao seu alcance é natural, pois o bebê precisa conhecê-los, e isso é muito importante. O único cuidado que os pais devem ter é zelar para que tais objetos não sejam pequenos demais (o que facilitaria serem engolidos), não cortem ou soltem tinta tóxica.

Mamadas... e mordidas

Uma mamada pode durar entre vinte e trinta minutos. Mas sabemos que, já nos primeiros cinco ou seis minutos, o bebê terá ingerido entre 60% e 80% do alimento de que precisa. No resto do tempo, ele terá momentos de pausa e de lenta sucção, deliciando-se com a mamada e com o prazer que obtém de sua boca. Mãe e filho, nesses minutos, relacionam-se intimamente mediante o olhar, a fala e o toque.

Mãe!!! Se você pretende dar de mamar, confie na sua disponibilidade e desejo, tanto quanto na vontade e na sucção enérgica de seu filho. Ofereça-lhe um bom colo (um bom apoio)

e **fique relaxada, sem pressa, deixando que ele também faça a sua parte.** O bebê irá tatear e reconhecer o seu mamilo. Dar de mamar é uma função que envolve só você e o seu nenê. Tente realizar essa atividade em intimidade, fora dos olhares e palpites alheios. O pai pode ser uma boa companhia, desde que respeite o momento e fique apenas como observador. Nessa hora, mãe e filho são os principais atores.

Passado o momento de ansiedade inicial pelo desconhecimento da situação, quando os dois estiverem mais tranqüilos, a mamada se tornará fluente e prazerosa. Não se incomode com os desajustes iniciais nem se iniba pelas emoções prazerosas que você pode sentir depois. Algumas mulheres chegam a associar o prazer do aleitamento aos momentos de prazer sexual. Essas sensações são normais e não deveriam envergonhar as mães que as vivenciam. Ao contrário, deveriam ser comentadas sem tanto constrangimento.

Vimos que o bebê obtém sensações de prazer por meio da boca, e que essa etapa é chamada de fase oral. Mas podemos falar de uma etapa oral passiva, que transcorre entre o nascimento e o aparecimento dos dentes; e de uma fase oral ativa, que começa a partir desse momento. A dentição provoca incômodo e dor, e às vezes vem acompanhada de intensa salivação e fezes amolecidas. O bebê acalma essas sensações desconfortáveis com a mordida, por isso morde tudo o que está ao seu alcance, desde objetos inanimados até o seio da mãe, que sente dor. A mordida é a "primeira manifestação agressiva" do bebê.

A razão para começar o desmame nesse momento é simples: além da dor, que transforma momentos de prazer em sofrimento para a mãe, a criança também não consegue entender por que agride o objeto no qual deposita seu amor. Embora as mães muitas vezes tentem não manifestar a dor provocada pela mordida, é inevitável apresentarem uma certa reação (gestos de tensão, facial ou corporal, um aperto quase imperceptível). A criança percebe isso sem entender o motivo, o que acaba criando condições inadequadas do ponto de vista emocional.

É fundamental, porém, que o desmame seja feito de modo lento e progressivo. Observamos bebês que foram prematura ou repentinamente privados do peito chuparem o dedo até muito tarde, reforçando dessa forma seu auto-erotismo. A mãe, nessa etapa, tem de lidar com sentimentos ambivalentes. Por um lado, sente-se mais livre, com um filho mais "independente", que começará a ingerir alimentos sólidos, por outro, fica triste por perder essa função tão deliciosa e prazerosa que é dar de mamar.

O bebê e a realidade

O recém-nascido está dominado pelo "princípio do prazer", o que faz com que deseje ser atendido o tempo todo. Não existe, para ele, o "princípio da realidade". Age e sente como se fosse o centro do universo. Tudo tem de ser feito na hora e do jeito que ele quer, precisa e "exige". É muito difícil, para qualquer mãe, por mais eficiente que seja, conseguir suprir tanta demanda.

Nesse ponto, é importante lembrar que pequenas frustrações fazem parte da educação do bebê e o preparam para enfrentar, posteriormente, outras inevitáveis frustrações. Aos pouquinhos, ele irá adquirir confiança e aprender a lidar com elas. Uma das características do recém-nascido é a incapacidade de relacionar-se com os objetos por inteiro. Ao entrar em contato com a mãe, primeiro o bebê se liga ao bico do seio, logo depois ao mamilo, em seguida a todo o seio; nesse momento é que terá condições de relacionar esse peito ao rosto da mãe, ao cheiro da sua pele, ao jeito especial com que ela o segura no colo ou conversa com ele. Então, nesse instante mágico, o recém-nascido pode associar tudo isso a uma intensa sensação de satisfação e segurança. São essas experiências que lhe permitem criar um vínculo de muita confiança com a mãe e que lhe darão condições de começar a aceitar as frustrações mais imediatas, como uma eventual demora em ser pego no colo ou alimentado.

Todas essas experiências, que significam, basicamente, a necessidade de ter o desejo realizado, de poder antes de mais nada confiar para então aceitar os ciclos de satisfação/frustração, permitem ao bebê ir se relacionando de forma mais completa com a mãe.

A mãe volta ao trabalho

Quando precisa retomar sua vida profissional, a mãe costuma se sentir dividida entre o desejo e/ou a necessidade de voltar ao trabalho, e a dor e a ansiedade por ter de se separar do filho, deixando-o aos cuidados de outra pessoa ou de um berçário.

Países desenvolvidos, com maior estabilidade econômica, oferecem às mulheres licenças-maternidade amplas, por considerar que a presença materna é de suma importância para os filhos durante o primeiro ano de vida.

Na América Latina, inclusive no Brasil, as leis trabalhistas só permitem o afastamento da mulher do trabalho praticamente nos quatro primeiros meses de vida da criança (até há alguns anos eram três). Essa exigência impede que a mãe tenha um contato mais prolongado com seu filho.

Pensando nessa realidade, é importante que a mulher planeje, na medida do possível, como adequar o contato com seu filho com a volta ao trabalho. Temos observado mães que não conseguem se organizar com antecedência e perdem a oportunidade até de tentar uma troca de emprego por um de menor responsabilidade ou uma negociação de horários para facilitar o tão necessário contato entre mãe e filho.

Reconhecemos que esse tipo de raciocínio muitas vezes se choca com o orçamento e a necessidade da maioria das famílias. De qualquer modo, o período que antecede o parto e os quatro meses de licença-maternidade se apresentam como um tempo adequado para definir possíveis mudanças.

Sabemos que só uma parcela privilegiada da nossa sociedade tem a possibilidade de escolher de que forma articular o retorno ao trabalho. Acreditamos, porém, que entre a realidade e o ideal existe sempre o possível; nesse sentido, seria importante que no tempo disponível que a mulher tem para dedicar ao filho, ela estivesse presente por inteiro e curtisse intensamente seu bebê.

Quando uma mãe consegue ficar confiante e realizar pequenas experiências de separação do seu filho antes do afastamento mais prolongado por razões de trabalho, e quando encontra uma pessoa de confiança para tomar conta do bebê, a separação entre ambos constitui uma passagem relativamente mais tranqüila, embora essas primeiras experiências representem uma mudança significativa para mãe e filho.

Escolher antecipadamente e com cuidado o lugar onde o bebê ficará ou a pessoa que cuidará dele durante a ausência da mãe facilita muito as coisas. O afastamento deve ser paulatino, permitindo que a criança se adapte à nova rotina. Entendemos que pode ser mais agradável e confortável para o bebê ficar na sua casa, especialmente quando ainda é muito pequeno. Ele terá de se adaptar à pessoa que tomará conta dele, mas o ambiente lhe será familiar.

Muitas vezes a relação da mãe com essa pessoa estará mediada por sentimentos sutis de ciúme e competição. Em geral, é uma relação delicada, porque ambas competem secretamente pelo carinho daquela pessoinha tão cativante. A mãe precisa e quer entregar, confiante, seu "tesouro", porém, sente-se culpada por se afastar dele e nunca ficará totalmente tranqüila, porque não consegue imaginar que exista outra pessoa no mundo que goste tanto e possa cuidar tão bem de seu filho quanto ela. Muitas vezes acaba sentindo ciúme de quem cuida do filho. Principalmente se entre essa pessoa e o bebê se cria um bom vínculo. A mãe acaba fantasiando que estão "roubando" o carinho de seu filho. A ambivalência em "entregar" o bebê e os sentimentos de insegurança e culpa da mãe são próprios desse tipo de relação.

Os pais devem ficar atentos a diversas manifestações da criança, como quadros de irritabilidade, alteração do sono ou do apetite – que mostram possíveis inadequações no contato entre o bebê e a pessoa que o assiste. Se a escolha recai sobre um berçário, deverá haver igualmente uma boa transição. É a mãe quem terá de atravessar a ponte, passando para o seu filho confiança e tranqüilidade para ele se sentir em boas mãos.

Mesmo que todos os cuidados sejam tomados, a criança pode sentir as mudanças. Os pequenos às vezes se mostram tristonhos ou mais distantes que o habitual, como se entendessem que a separação ocorreu porque "foram abandonados". É difícil para qualquer mãe aceitar esse comportamento distante. Em geral, isso acontece quando ela vai buscar o filho no berçário. Em vez do encontro alegre e íntimo, o pequeno se mostra "desinteressado" por ela, que fica surpresa e magoada. Devemos lembrar que essa situação é normal na fase de adaptação e que será transitória. Caso se prolongue, convém pesquisar com maior profundidade o que está ocorrendo com a criança.

Alguns pequenos toleram melhor a separação; outros choram muito, se alteram, gritam. Essa situação é dolorosa para as mães, por isso, muitas optam por sair quase às escondidas, como se estivessem "fugindo". Entendemos que isso evita o seu sofrimento, mas não o da criança, que acaba sendo enganada, e não merece isso. Essa conduta prejudica o vínculo, pois vai corroendo a confiança que a criança deveria depositar na palavra da mãe.

Luciana, cada vez que se despede de sua mãe no berçário, grita, chora e parece que seu desespero não vai acabar nunca. Para sua mãe, é difícil acreditar que cinco minutos depois de ter ido embora a filha consegue não só se acalmar, como se relacionar muito bem com as pessoas do berçário. Luciana só está reclamando porque a mãe se ausenta, e ela tem todo o direito de fazer isso, porém, ela também demonstra ter uma boa capacidade de adaptação e consegue ficar com outras pessoas. Enfrentar experiências de separação do filho é complexo, trata-se de assunto fácil de ser teorizado, mas sempre muito difícil de ser vivido.

A CRIANÇA, SEU CORPO E SUAS EMOÇÕES

Entre o quinto e o sexto mês, o bebê já se movimenta sobre a cama, rolando sobre si mesmo. Os pais ficam entre deslumbrados e aflitos, pois essas mudanças, muito rápidas, costumam ser o início da fase dos tombos.

No sexto mês, ele começa a relacionar-se de modo mais amplo com o ambiente que o cerca. Já consegue ficar sentado, o que lhe permite mudar o ângulo de visão e observar, com uma pequena rotação da cabeça, tudo o que está em volta, interligando-se com as pessoas e os objetos ao seu alcance. Essa é a única função motora que deve ser estimulada na criança, já que, espontaneamente, ela dificilmente passará da posição deitada para a sentada.

A maneira correta de ajudar o bebê é colocá-lo sentado, com as pernas bem abertas e, no meio delas, deixar objetos de seu interesse. Assim, ele levará suas mãos até o meio das pernas e, apoiado nesse tripé, terá uma boa base de sustentação. Os pais devem colocar almofadas atrás e dos lados, aproximadamente a dez centímetros, para evitar que o bebê caia e fique assustado com a experiência, ou, se ficar inclinado, possa logo se erguer para repetir o exercício. É bom que essa estimulação seja realizada de maneira progressiva alguns minutos por dia, e interrompida sempre que o bebê se mostrar cansado e irritado.

A partir do sétimo ou oitavo mês, já conseguindo ficar sentado com mais segurança, ele tentará pegar os brinquedos à sua volta e, quando não conseguir, colocará seu corpo na posição de "quatro", para então começar a engatinhar.

Devemos lembrar, porém, que cada criança tem seu ritmo e seu tempo. O processo particular de desenvolvimento tem de ser respeitado. Cada ser humano possui aptidões motoras diferentes, o que pode ser observado desde os primeiros meses de vida.

Outra mudança importante que ocorre nessa mesma faixa etária é o aparecimento dos dentes. Teoricamente, seria a partir dos seis meses de vida, mas, como dissemos a respeito das diferenças individuais, elas também são significativas nas erupções dentárias. Alguns bebês "muito apressados" podem mostrar os primeiros dentinhos a partir do terceiro mês, enquanto outros não terão dentes antes de um ano. Há casos, embora em pequeno número, de bebês que já nascem com um dente. Vale repetir, sempre, que os limites da normalidade são muito amplos para todos os aspectos do desenvolvimento infantil. Uma criança pode engatinhar antes do previsto e ter uma dentição demorada. Nem a primeira manifestação significa que ela é precoce, nem a segunda expressa qualquer retardo evolutivo.

A dentição possibilita outra mudança: a alimentar. A criança terá condições de morder e mastigar. Sua alimentação se tornará mais elaborada. O leite, nutriente básico e importantíssimo até o sexto mês, passará então a ser um complemento. O bebê continua na fase oral, mas ele a manifesta agora de outra forma: morde, emite sons, berra ou tosse para chamar a atenção. A sucção deixará aos poucos de ser uma função primordial para a sua alimentação e seu desenvolvimento emocional.

Nessa etapa, a mãe que amamenta é freqüentemente mordida pelo filho, o que significa que chegou a hora de iniciar o desmame gradativo. Como já dissemos, a criança se sente aflita porque não compreende como é capaz de agredir o objeto amado – o que pode provocar emoções conflitantes e ambivalentes, manifestadas por choro, transtorno de sono e recusa do alimento. Algumas mães sentem a mordida como uma "ingratidão" do filho, e não percebem que ele está apenas exercitando sua capacidade motora (que também é uma necessidade) de morder. Porém, essa compreensão não evita a dor das mordidas.

A angústia dos 8 meses

No terceiro trimestre de vida, geralmente por volta dos 8 meses, começa uma etapa conflitante que se caracteriza por noites maldormidas, com numerosas interrupções do sono da criança, acompanhadas por choro intenso e angustiante; diminuição do apetite, o que preocupa muito os pais; desconforto, medo e insegurança do bebê diante de qualquer pessoa desconhecida que se aproxime dele.

Esse quadro é também conhecido como "angústia do espelho" ou "angústia da separação" e marca o fim definitivo da simbiose.

O transtorno do sono representa, de um ponto de vista prático, uma tentativa da criança de reconquistar a presença da mãe, que ela fantasia ter perdido. Nessa fase, o bebê ainda não internalizou nenhuma rotina, muito menos o conceito do "dia seguinte". Ser deixado sozinho no quarto com as luzes apagadas e com a porta fechada adquire o significado de que nunca mais verá sua mãe, de que foi abandonado para sempre. Por isso o choro é tão angustiante, perturbador e difícil de ser acalmado.

O que sugerimos para aliviar a tensão de pais e filho é que, sabendo que a criança chora para recuperar sua mãe, seja esta quem acuda ao seu chamado. Se o pai responder, a criança pensará que a mãe realmente desapareceu, e ficará mais angustiada. Entendemos que, apesar do esforço redobrado para a mãe, a crise é sempre solucionada mais facilmente quando ela consegue responder ao chamado do filho.

A falta de apetite é outro motivo de angústia para os pais. O bebê, que até agora se alimentava bem, passa a recusar a comida. Essa fase não costuma durar mais que um mês quando os pais assumem condutas adequadas, quando sabem que é uma etapa natural da "angústia da separação". Caso se mostrem ansiosos demais, forçando a criança ou se irritando porque ela não come, a falta de apetite pode se prolongar e constituir, então, um problema de fato. O mesmo processo se dá com o sono.

Observamos que, com freqüência, esse quadro normal de angústia é interpretado como uma doença ou alteração orgânica da criança. Muitas vezes confunde-se o choro noturno típico dessa fase com a dor provocada pela dentição, pelo ouvido ou por cólicas intestinais. Nesses casos, a criança corre o risco de ser medicada desnecessariamente.

Sabemos que o processo de crescimento do filho ocasiona algumas aflições nos pais, que desconhecem o que está acontecendo e não sabem como agir. Assim, deveriam ser orientados para ter clareza sobre o que fazer e, fundamentalmente, sobre o que nunca deveriam fazer. Dessa forma, ajudariam o filho a superar logo essa etapa, em vez de possibilitar o aparecimento de hábitos inadequados.

A mãe precisa tentar acalmar o filho apenas com sua presença. Se isso não adiantar, pode cantar para ele, acariciá-lo ou conversar baixinho, calmamente. Se ainda assim a criança continuar tensa, pode pegá-la no colo e permanecer no quarto. Por último, pode sair do quarto com ela e ficar em outro ambiente da casa, desde que não seja o quarto do casal.

O cuidado de não deixar o filho dormir no quarto dos pais se deve ao fato de que, nessa faixa etária, a criança começa a formar hábitos. Quando se acostuma a dormir com os pais, não consegue mais tarde entender por que não pode continuar! É preciso esclarecer que a coabitação e/ou o co-leito acabam acarretando dificuldades emocionais posteriormente.

Outro hábito que costuma ser criado pela mãe, cansada e desorientada que não consegue acalmar seu filho, é o de oferecer-lhe a mamadeira, achando que a causa do choro é fome. O bebê pode até se acalmar por causa da sucção e do contato materno, mas se cria assim um hábito desnecessário, que obriga essa mãe a acordar por muitas noites (já fora da fase da angústia) para repetir o mesmo ato, quando a criança na realidade não tem necessidade de se alimentar no meio da noite.

Objeto transicional ou acompanhante

Ainda por volta dos 8 meses, a criança brinca com alguns objetos de uma maneira especial, fazendo-os aparecer e desaparecer. Também se apega a bichos de pelúcia, cobertores, fraldas etc. Nenhum desses objetos é escolhido por acaso. Eles estão, na realidade, investidos de "vida", de um significado muito importante, e representam a possibilidade de permanecer perto da criança, dando-lhe uma certa segurança. A criança dorme abraçada ao bichinho de pelúcia e se sente reconfortada quando vê, ao despertar, que o boneco continua ali com ela. Assim, o bebê aprende que não é pelo fato de fechar os olhos que os objetos e as pessoas "desaparecem", podendo então se acalmar e dormir com tranqüilidade.

No consultório, observamos algumas cenas interessantes que nos mostram a importância desses objetos nessa fase do desenvolvimento. Uma criança de 8 meses chora copiosamente durante a consulta. A mãe tenta de tudo para acalmá-la e não consegue, até que, aflita, tira da bolsa um lenço de seda e o coloca nas mãos do bebê... que pára imediatamente de chorar. Ela explica que descobriu essa "mágica" numa noite em que, usando o mesmo lenço, pegou no colo o filho que estava aos prantos e viu que ele se acalmava ao segurar esse objeto entre os dedos.

É importante permitir que a criança, nessa fase, escolha e manipule um objeto de sua preferência e se relacione com ele à vontade. Não devemos trocá-lo, embora para nós esse "pequeno cobertor" esteja mais para ser lavado ou diretamente retirado do uso do que ficar com nosso filho enquanto dorme.

Acontece que cada criança escolhe e investe emocionalmente num determinado objeto, que por isso não pode ser trocado, embora para os adultos dois ursinhos de pelúcia sejam exatamente iguais. Para a criança, talvez um deles tenha o cheiro, a textura e até a sujeira que o identificam como o verdadeiro objeto transicional ou acompanhante. O bebê precisa de um total controle sobre esse objeto. Controle esse que gostaria de ter sobre sua mãe, ou seja, poder tê-la perto dele como faz com o objeto.

Meu filho não come, o que eu faço?

Talvez essa seja uma das frases mais ouvidas nos consultórios pediátricos. A mãe, que já usou de todas as artimanhas e esgotou os recursos de que dispunha para que o filho comesse, angustiada, pede ajuda.

Qual a melhor resposta para um pedido desses? Receitar um complexo vitamínico para estimular o apetite e diminuir a ansiedade materna? Não. Achamos mais coerente primeiro saber o que está acontecendo com o vínculo mãe-filho (tanto nas horas das refeições como fora delas) para depois, então, orientar a mãe aflita sobre a maneira mais correta de agir.

Primeiras mamadas. O bebê pode não querer comer desde as primeiras semanas de vida – às vezes, já nas primeiras mamadas. Para exemplificar como esse problema começa, podemos lembrar uma história que muitos já testemunharam em algum quarto de maternidade ou em qualquer outro local onde exista um recém-nascido para ser alimentado.

Apesar de todas as manobras para esse recém-nascido mamar – manobras confiadas ao instinto materno, à experiência da vovó ou da babá –, o bebê não aceita o bico do peito em sua boca. Vira a cabeça, se irrita, resmunga mais do que chora, e logo, sem maior aviso, adormece. Onde está aquela avidez e voracidade pelo leite materno que todos ali presentes imaginaram?

A resposta dos adultos, inconformados, é automática: decidem que a criança tem de mamar! Impulsionados pela ansiedade, apelam para medidas coercitivas de caráter tão mecânico quanto inadequado. Fazem "ordenha de leite" em sua boca, dão tapinhas suaves nas bochechas, assopram seu rosto e podem chegar ao extremo de puxar levemente os cabelos do bebê para que acorde, abra a boca e mame. Desespero coletivo. Faz-se tudo ao mesmo tempo com a esperança de que, ao abrir a boca para chorar – que é o mínimo que o recém-nascido pode fazer para denunciar tantos atropelos –, ele seja alimentado à revelia. Aproveitam seu "descuido" e enfiam o bico do peito em sua boca! Cometem-se duas agressões aos direitos de um recém-nascido: o primeiro contra o direito de não ter fome e, o segundo, contra o direito que ele tem de denunciar essa conduta dos adultos.

Não estamos exagerando. Podemos, no máximo, ter dado um toque caricatural a essa realidade, que tem uma causa muito clara: a idéia originada no ambiente sociocultural, e reforçada na família, de que a criança tem de mamar porque, se não o fizer, "vai morrer de fome". Essa afirmação dramática, produto apenas da ansiedade dos adultos, é responsável por todas as condutas inadequadas.

Os adultos decidem como e quando deve ser a mamada, sem levar em conta as necessidades da criança, que só poderia colocar em funcionamento o complexo dispositivo da amamentação no instante de uma real sensação de fome. A fome, para o bebê, é uma sensação dolorosa e incômoda que ele precisa de fato acalmar.

Alimentação sólida. Achamos importante discutir algumas idéias a respeito do que julgamos adequado no momento de oferecer os primeiros alimentos sólidos à criança, já com a introdução da colher como instrumento utilizado nas refeições. Devemos reparar que, nessa fase, ocorre uma mudança do líquido (leite) para o semi-sólido ou sólido (papa de frutas ou sopinha); do doce (leite, sucos) para o salgado. Além do tipo de alimento, modifica-se o modo como o bebê o ingere: ele passa da sucção para a mastigação e deglutição. Todas essas alterações juntas representam uma grande novidade para a criança, que pode demorar a aceitá-la.

A passagem do doce para o salgado deve ser gradual. Pode-se colocar no meio um alimento neutro ou "adocicado", como mandioquinha ou cenoura sem sal.

Sabemos que a criança pequena tem dificuldade para aceitar novas situações. Fica claro, portanto, que não devemos forçar ou distrair o bebê para que ele coma, nem nos sentir frustrados se nas primeiras refeições sólidas ele recusar o alimento ou o aceitar em quantidades muito pequenas para a nossa altíssima expectativa. Todos os pais deveriam pensar que é muito difícil, para a criança, engolir todo o alimento que eles desejam, dentro da visão adulta do que significa "comer bem". Precisamos aceitar, com bastante tranqüilidade e paciência, as quantidades que a criança determina, e parar no instante em que ela começa a resmungar, cuspir e fazer caretas. Amanhã será um novo dia. Pequenas vitórias cotidianas são importantes e conduzem pelo caminho certo o processo de alimentação do bebê.

Uma boa técnica para começar a oferecer alimentos sólidos é a seguinte: senta-se a criança, dependendo da idade, no bebê-conforto ou cadeirinha, de modo que o adulto, à sua frente, fique com as duas mãos livres. Essa posição permite que a criança observe a colher que chega à sua boca, em vez de ela ser "atacada" lateralmente por esse instrumento (o que costuma acontecer quando a mãe lhe dá de comer no colo). Assim, o bebê participa ativamente desse momento. Devemos deixar que ele experimente a comida com a língua até aceitar a colher dentro da boca, para só então começar a mastigar e deglutir o alimento. Quanto à colher, uma de plástico bem colorida pode ajudar, porque chama a atenção da criança e facilita uma boa lembrança da experiência alimentar de uma refeição para outra.

A história do coelho. Depois da aceitação do alimento sólido, é preciso cuidar do cardápio. A monotonia de pratos que se repetem dia após dia é outra causa de inapetência infantil.

Uma história verídica, que aconteceu com João, de nove meses, ilustra bem esse fato. Sua mãe, angustiada, consultou o pediatra porque o filho começou a recusar todas as tentativas que ela fazia de alimentá-lo. Depois de alguma conversa, ficou fácil saber o motivo: a sopa, mesmo com variações, era a única refeição oferecida havia mais de três meses. Uma nutricionista consultada pelo pediatra sugeriu a "comida do coelho". Trata-se de fazer o purê ou papinha com um molde de bolo em forma de coelho: duas rodelinhas de cenoura formam os olhos e uma tira de salsicha faz o bigode do bichinho. No dia seguinte, a mãe, contente, contou que, ao ver o coelho, João jogou-se literalmente em cima dele, pegando-o com as mãos e comendo-o, sem sequer esperar pelas colheradas que ela lhe oferecia.

Na realidade, o "coelho" apresenta à criança uma comida chamativa e lúdica. Tanto as crianças quanto os adultos muitas vezes acabam comendo "pelos olhos".

A hora de se alimentar deveria ser sempre um momento agradável, que facilite e assegure o vínculo entre mãe e filho. Jamais deve representar uma situação agressiva ou tensa. É mais importante a manutenção de um bom vínculo, mesmo a criança comendo menos que o esperado, do que o adulto conseguir que ela coma mais mediante manobras inadequadas, que só geram nervosismo de ambas as partes.

Muitas mães, pelo fato de terem pouco tempo para se dedicar à refeição do filho, provocam, sem querer, uma tensão desnecessária. Poderiam encarregar outra pessoa, mas acham que é uma obrigação delas. Outras, mesmo tendo tempo, não sentem a tranqüilidade que o momento exige, o que leva à mesma conseqüência. Devemos aceitar a falta de apetite sem ansiedade e sem frustração, pois sabemos que só morre de fome a criança que não tem, efetivamente, nenhuma comida, e não aquela que não tem fome na medida do nosso desejo. Nesse aspecto, é bom lembrar que algumas mães contribuem para a inapetência, oferecendo alimentos como bolachas, balas e chocolates em horas impróprias, o que origina a recusa da comida salutar no almoço ou no jantar.

Em vista de todas essas situações, podemos concluir que mais freqüentemente há por trás delas um adulto ansioso, e não uma criança sem fome.

Aprendendo a dormir

Aprender a dormir (adquirir um ritmo de vigília-sono) é um fenômeno complexo que começa ainda dentro do útero e só acaba no fim da vida. O sono está ligado à maior parte das principais funções fisiológicas e a vários aspectos psicológicos do desenvolvimento.

Durante a evolução normal, o sono da criança se modifica quanto à organização, duração e ritmo. Em nossa cultura, os recém-nascidos e lactentes pequenos dormem em torno de dezessete horas diárias, com intervalos curtos de três a quatro horas. Progressivamente, passam a dormir menos e, com um ano, espera-se que durmam mais ou menos doze horas à noite, com dois períodos de sono diurno. Com o tempo, abandonam essa última rotina.

Tudo isso é correto na teoria, posto que, na prática, acontecem pequenos e normais "desvios de rota". As crianças não conhecem as estatísticas e não são regidas por elas.

O adormecimento na criança está relacionado à sua evolução psíquica. De fato, podem ser estabelecidas algumas correlações significativas entre os diferentes estágios do desenvolvimento e as condutas típicas do adormecimento.

Lactante. Geralmente, adormece com facilidade no primeiro mês; isso tem a ver com a saciedade e satisfação de suas necessidades orgânicas e afetivas. Essa plenitude e calma são facilitadas pela mãe, que não apenas o alimenta, como também o segura, embala, toca, ou seja, lhe dá um "banho de afeto". A mãe atenta e cuidadosa observa o filho e descobre as diferentes situações que facilitam o adormecer, como, por exemplo, qual é a posição preferida da criança no colo ou no berço, se ela gosta de ouvir música ou do silêncio, se o bebê tem prazer em estar em contato com alguma parte do próprio corpo (o polegar) ou com partes do corpo materno, qual é a melhor maneira de embalá-lo etc.

Quando a criança acorda chorando, não se deve tomar como única possibilidade de relação causa-efeito "choro = fome". Não é necessariamente assim, portanto, não descarte outras causas como frio, calor e necessidade de contato. Se o bebê fica calmo solucionando essas causas, não se deve oferecer comida, já que, dessa maneira, o bebê acaba sendo levado a associar choro com alimento, e então passa a não parar de chorar até que se lhe ofereça alimento, tenha ou não fome.

Crianças de 8 ou 9 meses. Nessa faixa etária, a criança acaba de sair do período simbiótico com a mãe, com quem forma uma unidade. Ela se percebe como uma outra pessoa. Esse fato, embora seja importante e decisivo para o seu desenvolvimento, desperta medo e ansiedade, pois a criança pode fantasiar a perda da mãe. Essa sensação se aproxima à noite, quando a criança deita e fica sozinha. Por isso, o filho, que até esse momento se deitava tranqüilo e adormecia rapidamente, acaba "virando um chato", que resiste a se deitar, grita, chora, e só após muita briga aceita dormir, mas acaba acordando de hora em hora, deixando todo mundo bravo.

A criança naturalmente se opõe a dormir porque o sono representa para ela o afastamento de atividades prazerosas, a perda da segurança de estar com seus pais e, fundamentalmente, o medo de perder a mãe para sempre. Para lutar contra essa angústia de separação, muitas crianças se apegam a um objeto (objeto transicional), como um urso de pelúcia, uma fralda ou um travesseiro, que sempre as acompanhará; deve ser sempre o mesmo, uma vez que sua falta provoca medo e angústia.

Algumas vezes, a mãe não tolera esse necessário afastamento do filho porque não consegue vê-lo sofrer ou porque ela também recusa a saudável separação. Essas mães não permitem que apareça outra pessoa ou um objeto transicional. Nesses casos, a mãe é a única alternativa possível para que a criança se acalme e possa dormir. Essa situação pode se prolongar por muito tempo. Seria necessária uma reflexão sobre o assunto, se a mãe desejar ter seu merecido descanso noturno.

O bebê, nessa idade, precisa começar a ter experiências de separação. Isso só acontecerá quando a mãe tolerar que a criança acorde várias vezes durante a noite e ela possa confortá-la. Contudo, não se deve constituir em companhia permanente, ficando no quarto do filho. Outra atitude que não deve tomar é levar o filho para dormir no quarto do casal, em especial na cama dos pais, tentando, assim, evitar inadequadamente o sofrimento da criança.

5
A CRIANÇA DOS 12 AOS 24 MESES

> ...nessa idade, eles têm a capacidade, que os adultos perderam há muito, de achar coisas aparentemente banais interessantes e significativas.
>
> Deborah Steiner
> *Seu filho de 1 a 2 anos*

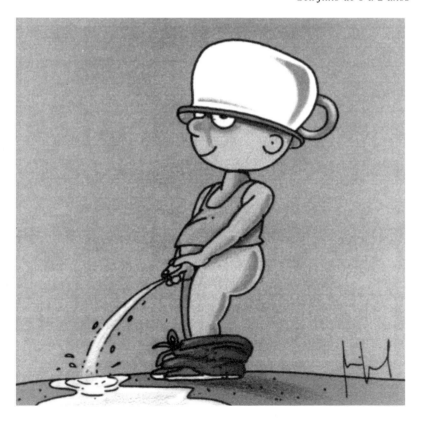

UMA SURPRESA PARA OS PAIS

Seu filho acabou de completar 1 ano? Pois coloque as barbas de molho e arme-se de paciência. Sim, porque até esse momento nos relacionamos com a criança tendo todo o poder de decisão. Nossa ansiedade, durante os primeiros doze meses, estava basicamente ligada às dificuldades de compreender, decodificar e dar respostas adequadas às demandas muitas vezes indecifráveis do bebê.

A partir dos doze meses, a criança completa o processo de individuação. Isso significa que começa a sentir-se um ser independente, com desejos e vontades próprias, já não aceitando passivamente todas as decisões dos pais. Os adultos ficam desconcertados diante de seu rápido crescimento e muitas vezes se sentem impotentes, na medida em que tentam e não conseguem mais que a criança faça aquilo que acham adequado e necessário.

Enquanto no primeiro ano a relação entre pais e filho caracteriza-se como "ativa-passiva", no segundo ano passa a ser "ativa-ativa", o que acaba sempre provocando algum atrito. Ouvimos a toda hora os pais perguntarem: "Como é que esse 'toquinho de gente' nos enfrenta?", ou "Por que meu filho virou um chato?", ou, ainda, afirmarem: "Pela primeira vez senti que estava perdendo a paciência". Todas essas queixas estão relacionadas com a dificuldade que nós, adultos, temos de abandonar o papel da única pessoa que decide, daquela que tem autoridade. É difícil mudar do monólogo para o diálogo e abrir um espaço para a criança dentro da relação sem que se perca a autoridade e, principalmente, sem agir com autoritarismo. Os pequenos precisam, porém, do referencial adulto para reconhecer os limites e aprender o que podem ou não fazer. De nossa parte, devemos ensiná-los tentando entender seus desejos e respeitando aqueles que não signifiquem perda de limites ou uma manipulação teimosa por parte da criança.

Mas existe uma realidade que torna complicado colocar em prática essas idéias: **quando conseguimos compreender nosso fi-**

lho de uma determinada faixa etária, ele já está passando para outra, que apresenta características diferentes. Então, mais uma vez os pais sentem-se desapontados, com aquela incômoda sensação de incompetência, já que novamente têm de adequar-se a uma situação desconhecida. Sim, o processo de crescimento em geral é mais rápido que a capacidade de adaptação! Mesmo não sendo fácil, o trabalho de compreender nossos filhos deve ser contínuo.

Nessa fase, a dificuldade consiste em que a criança olha, escuta e está atenta a tudo o que acontece ao seu redor, mas ainda não tem uma total compreensão das situações que ocorrem em seu dia-a-dia. Se um pequeno observa uma discussão corriqueira entre os pais, poderá ficar angustiado e até fantasiar que os dois vão se agredir, porque ainda não é capaz de perceber a verdadeira dimensão dos fatos. Por isso é importante que os adultos, ao conversarem entre si ou com o filho, estejam conscientes de que a criança não consegue entender e absorver tudo. Muitas vezes, compreende de forma desproporcional, imaginando ou exagerando os conteúdos do que ouve ou vê.

A criança atua seguindo sua própria lógica, que pode ser diferente da do adulto. O problema é que, enquanto a lógica adulta é quase sempre respeitada por outro adulto, a infantil muitas vezes acaba sendo atropelada pela "jamanta" autoritária da "gente grande".

Helena, de 55 anos de idade, aperta a bochecha de Cristina, de 20: ela, obviamente, não gosta, e podemos imaginar a sua reação diante de novas tentativas de Helena de apertá-la. Agora, pense na dona Zulmira apertando repetidamente a bochecha de Aninha, sua sobrinha de 2 anos. Mesmo sendo uma bochecha rosada e gordinha, daquelas que dão vontade de apertar, ninguém pergunta à criança se ela gostaria de ser beliscada. E, pior, a mãe ficará desapontada quando sua filha, em vez de beijar carinhosamente dona Zulmira, como esta pediu, a rejeitar ou agredir com um chute na canela. Os adultos vêem essa conduta como agressiva, sem perceber que a criança está se defendendo da atitude agressiva de uma pessoa impertinente.

Conquistas importantes: nosso filho, um desbravador

Ao completar um ano, a criança conquista, de forma gradativa, duas funções muito importantes: o andar e o falar. Isso lhe permite ampliar seu mundo de relações e modifica a dinâmica de toda a família.

A criança e o andar. É muito bonito observar e acompanhar o empenho que a criança demonstra ter para conseguir andar, levando-se em conta seu precário equilíbrio, sua motricidade ainda imatura, sua luta contra o medo e a frustração que significa mover-se, cair, levantar-se, ficar em pé e recomeçar tudo novamente. Devemos encorajá-la, mas não ser exigentes nem forçá-la, e sim acompanhar esse processo de perto, sendo tolerantes, compreensivos e solidários.

Resulta oportuno nesse momento colocarmos algumas idéias sobre o uso do andador. Definitivamente, não achamos que seja um auxiliar adequado no treinamento do andar infantil. Do ponto de vista da prevenção de acidentes, temos observado situações em que a criança bate a cabeça na quina de mesas ou de outros móveis; isso acontece porque a altura das crianças que têm condições de usar o andador coincide com a dessas quinas. Outra modalidade de acidente se dá com o andador do tipo desmontável, que a criança, sem perceber, empurra contra uma parede, fazendo com que ele se feche e prenda a sua mão.

Um aspecto muito importante é que a criança, devido à velocidade e à falta de direção das rodinhas do andador, acompanha o movimento dele ficando na ponta dos pés, o que implica um grande esforço para a coluna vertebral do pequeno. E, quando tem condições de andar sem o auxílio do andador, a criança continua apoiando só a ponta dos pés, porque acha que é seu jeito normal de andar.

Lembramos que cada função motora deveria ser estimulada quando a criança está preparada, nunca antes, e é por isso que contra-indicamos o uso do andador.

Caminhar propicia a independência, e assim a criança ingressa definitivamente no mundo adulto. Está ávida para descobrir e explorar todo o ambiente físico familiar: quer mexer em tudo, tem paixão por abrir gavetas e espalhar seu conteúdo pelo chão, liga e desliga os aparelhos eletrônicos, mexe na terra dos vasos, faz de conta que lê livros (que freqüentemente acaba rasgando) e, como todos sabemos, nutre uma atração especial pelas tomadas.

Querer mexer em tudo é comum também na hora das refeições. Quando a criança teima em comer sozinha, sujando-se da cabeça aos pés, e os pais resolvem dar-lhe de comer para evitar a "sujeirada" toda, ela é capaz de simplesmente cerrar os dentes ou cuspir o conteúdo da colher que a mãe tenta inutilmente colocar dentro de sua boca. Diante de maior insistência, pode resistir bravamente, até jogar de maneira agressiva o prato no chão.

Essa intensa e prazerosa atividade motora leva a criança a não aceitar ficar presa e inativa no cadeirão na hora das refeições. Mães aflitas contam que fatos aparentemente insignificantes, como o movimento de folhas ou o voar de um bichinho, fazem com que o filho pare de comer, como se pensasse: "É muito mais interessante olhar essas coisas do que perder meu tempo comendo, o que ainda me prende a esse cadeirão". Ele está fascinado pelo conhecimento do mundo, que também o "alimenta".

As crianças não procedem desse modo para irritar, porém, o conseguem com facilidade. Sempre que existe uma criança que começa a andar, há um adulto resmungando e tentando colocar ordem no caos provocado pelo "desbravador": o filho é um verdadeiro aventureiro com enorme desejo de conhecer tudo, e conhecer, para ele, significa mexer, experimentar.

O grande interesse que a criança tem pelo mundo à sua volta nos revela o seu desejo de independência, embora isso não signifique que ela já a tenha conquistado. Observamos que, nessa etapa da vida, a criança se afasta dos pais com facilidade até uma certa distância, mas, ao atingir um determinado limite, precisa certificar-se de que eles continuam próximos. Assim, o filho se distancia, olha para trás, volta e, uma vez reconfortado, sente-se estimulado a aventurar-se mais, a ir um pouco mais longe. O tempo todo ele quer se firmar, sentir-se seguro.

Da mesma forma que a criança apresenta esse aspecto contraditório entre o afã de conhecer tudo e o medo de ficar longe dos pais, também os adultos têm uma certa dualidade entre a felicidade que sentem pelo desenvolvimento do filho e o incômodo e a tristeza diante do início de sua independência. Essa ambivalência nos faz refletir a respeito da passagem do tempo, que traz as primeiras experiências de "separação e perda".

O caminhar, que dá à criança independência, pode ser facilitado e estimulado de forma adequada por uma mãe e um pai seguros, que também começam a sentir a necessidade de sua própria independência e liberdade e que aceitam felizes esses momentos de separação.

Para outros pais, ao contrário, o exercício de liberdade que significa andar e ficar longe pode provocar sentimentos de perda. Eles se sentem angustiados pelo fim do contato próximo e dependente. Essas famílias, às vezes, promovem a dependência para acalmar a angústia. Em vez de encorajar os filhos no caminho da independência, oferecem a si próprios como sendo o único porto seguro para a criança.

Mas o caminho da independência é irreversível. Começou na separação entre mãe e filho, no parto, e continua com o fim do período simbiótico, com o desmame, com a angústia da separação aos oito meses; com o andar e, posteriormente, com a saída da casa para freqüentar a escola ou dormir na casa de amigos. Muito depois, na adolescência, as experiências de perda continuarão com a formação de turmas, com a escolha do parceiro e com a saída definitiva de casa para formar a própria família.

Isso pode ser bastante doloroso porque, na nossa sociedade, os pais desejam ter sempre os filhos por perto. Aprender que eles não são propriedade particular e que pertencem ao mundo é tarefa árdua. Por isso é preciso estar alerta para não obstruir o desenvolvimento natural dos filhos com cuidados excessivos. Há uma distância justa e adequada. **É preciso que nós, pais, deixemos os filhos criarem raízes e asas ao mesmo tempo.** Isso, que parece complicado, ambivalente, contraditório até, sintetiza bem a função dos pais: articular o tempo todo segurança e liberdade.

A criança e a linguagem. A criança começa o aprendizado da fala desde o nascimento. A mãe, estimulando o contato verbal por meio de conversas, cantigas e sons, oferece ao filho o que corretamente já foi chamado de "banho de palavras". Isso facilita a sua entrada no mundo da linguagem humana.

A criança diferencia muito bem, desde a época de recém-nascida, a voz da mãe das vozes das outras pessoas que se dirigem a ela. Só se acalma, em geral, com a voz materna. Um bebê estimulado adequadamente pela mãe, com uma fala cuidadosa e terna, acaba se portando como "espelho sonoro". Ele repete os sons ludicamente, e mãe e filho vão assim se estimulando e gratificando de forma recíproca.

A mãe, sem perceber, é a primeira professora de línguas do filho, quando repete os sons que ele emite, fala para acalmá-lo, lhe diz para esperar porque já está preparando sua comidinha, conta o que ela está fazendo ou avisa quando o pai vai chegar. Ela comunica tudo isso quando a criança ainda não pode lhe dar respostas. Mas é justamente esse falar da mãe que permite a formação da linguagem. Assim, essas conversas são de suma importância para o bebê. Com elas, a mãe ensina a língua da melhor maneira possível por meio de fatos concretos e num clima de muita confiança. O bebê aprecia e aprende com facilidade tudo o que lhe é transmitido. Essa parece ser a razão por que, por mais que depois aprendamos outras línguas, nunca chegamos a ter tanta fluidez e tanto domínio como ocorre com a língua materna.

Por volta dos doze meses, a criança adquire a capacidade de emitir diversas palavras. Isso acontece no ritmo e nas possibilidades de cada uma, dependendo também da estimulação que cada família pratica. Não existe um momento específico que possamos considerar normal para uma criança desenvolver a linguagem, porém, aceita-se que aproximadamente com quinze meses tenha na sua bagagem ao menos cinco fonemas.

Existem crianças absolutamente normais que demoram para falar, mas que se comunicam muito bem com gestos. Se tudo o que a criança solicita é entendido e cumprido pelos adultos, elas não sentem tanta necessidade de falar. Esse é um quadro normal, chamado de "retardo simples da linguagem". Por isso é muito importante verbalizar com clareza o nome dos objetos solicitados quando os entregamos à criança, para não incentivar o hábito da linguagem exclusivamente gestual.

A etapa do início da fala costuma ser deliciosa. Podemos conversar com nosso filho! Ele entende tudo o que falamos e, mesmo que demore para verbalizar, responde às solicitações e cumpre os pedidos feitos por meio de palavras. Muitas crianças falam com erros de pronúncia (a famosa meia-língua), que costumam ser muito simpáticos. Os adultos, ao se dirigirem a elas, não deveriam, no entanto, usar a mesma linguagem infantilizada. Isso costuma acontecer, mas, para servir de exemplo, os pais precisam falar corretamente.

Perto dos 24 meses, a linguagem permite à criança ampliar suas relações. Ela se comunica melhor com os amigos, conta historinhas e, fundamentalmente, começa a fazer perguntas. E como pergunta! É a famosa etapa do "por quê?", ou do "o que é isso?". Tais interrogações são repetidas à exaustão, uma vez que a criança nunca fica satisfeita com as respostas. Pergunta como se fosse algo mecânico, um exercício repetido. Não devemos ficar irritados nem frustrados por não conseguir satisfazer a curiosidade: jamais conseguiremos essa façanha.

Outra situação normal que preocupa os pais é a gagueira. Ela acontece porque, em geral, a criança pensa mais rápido do que consegue falar. Assim, as palavras se atropelam e acabam não sendo emitidas. Quando a criança fica ansiosa, aparece a gagueira. Se a situação for bem conduzida pelos pais, essa disfunção desaparecerá rapidamente. Não se deve corrigir a criança, nem forçá-la a falar corretamente, e muito menos fazer piadas a respeito. Com calma, mostre que o interlocutor pode aguardar até que ela se comunique na velocidade que conseguir. Apenas se esse sintoma se prolongar por muito tempo será conveniente solicitar a avaliação de um especialista.

Respeitando o ritmo da criança

Comecemos esta parte lembrando a necessidade de os pais se armarem de paciência, pois o filho tornou-se uma "pessoinha cheia de desejos", que luta (e como luta!) por seus direitos. No segundo ano de vida, ocorre uma modificação significativa no equilíbrio familiar, porque a conduta da criança se transforma da noite para o dia. Da passividade passa para a firmeza, determinação, quase obstinação, e a adaptação dos adultos a essa nova realidade não é fácil.

Deveríamos respeitar tanto quanto possível os direitos do filho, mas, ao mesmo tempo, marcar limites, ensinar-lhe a suportar a frustração por ele não poder ver satisfeitos todos os seus desejos e ainda definir regras claras de convivência. Na relação entre pais e filhos, todos deveriam aprender a respeitar e ser respeitados. Essa tarefa é gigantesca e ora apresenta incríveis avanços, ora revela incompreensíveis e frustrantes retrocessos.

Queremos lembrar também que toda criança, nessa idade, é dispersa, faz as coisas lentamente e não possui noções de tempo, espaço nem de horários estabelecidos. Muitas vezes os adultos não têm consciência disso, o que provoca conflitos. Um exemplo: Helena, mãe de Antônio, tem pouco tempo para estar com o filho, e, como se sente culpada, resolve levá-lo com ela ao banco, pensando que assim poderão ficar juntos mais alguns minutos. Na volta para casa, passam por uma vitrine cheia de brinquedos e, fascinado, Antônio pára na frente dela. Helena, aflita porque já está atrasada para seus compromissos, chama e puxa o filho pela mão, sem sucesso. Antônio permanece ali, obstinado. Ele não sabe o que significa não ter disponibilidade de tempo ou agenda apertada. Por isso, muitas vezes, seria melhor o adulto assumir que não pode ficar com a criança naquela hora. Por que não deixar a criança em casa em vez de "fazer de conta" que está dando atenção a ela? Quando se age dessa maneira, passa-se ao filho uma "dupla mensagem", que será sempre inadequada e perturbadora para a sua cabecinha.

Em outras ocasiões, os adultos provocam alterações no ritmo, como neste caso tão comum: uma noite, João e Marta decidem visitar amigos e levam Heitor, o filho, com eles. Depois de um certo tempo, o pequeno mostra-se inconveniente, sem limites, irritado e birrento. Cria-se, assim, uma situação incômoda para todos – pais, filho, amigos do casal – apenas porque o ritmo e a rotina já estabelecidos para a criança não foram respeitados. Heitor não é um chato. Ele só está com sono.

A importância do "não"

A partir dos doze meses, pais e filhos têm de aprender a dizer e a ouvir a palavra "não". A criança precisa sentir que seu comportamento é aceito pelos pais, mesmo que às vezes eles digam "não" para algo que ela queira fazer. E os adultos devem adequar os limites impostos à criança justamente para que ela aceite as imposições absolutamente necessárias. Desse modo, pais e filhos poderão conviver sem entrar em guerra permanentemente.

Lembramos que o "não" verbal, que aparece como um organizador da personalidade, já se revelou de forma gestual quando, aos nove meses de idade, o bebê mexia a cabeça para um lado e para outro em sinal de desaprovação; e ainda mais precocemente, perto do segundo mês de vida, quando, ao mamar, ele se afastava do peito, em sinal de negação, enquanto a mãe, erroneamente, pensava estar sendo "rejeitada". Agora, esse "não" verbal encontra novas situações nas quais ser aplicado. Dissemos que todos os objetos ao alcance da criança, nessa fase, são para ela uma deliciosa tentação. Façam ou não parte da decoração da casa, ela quer tocar, morder, desarmar e chutar tudo. Como ninguém vai incentivar essa conduta, o ideal é que os objetos mais apreciados pela família sejam mantidos longe do filho. Não se trata de esvaziar a casa nem deixar a sala parecendo um campo de futebol, porque desse jeito a criança nunca aprenderá que existem coisas que ela tem de respeitar. Basta um pouco de bom senso. Afinal, se a residência se adaptar por demais ao pequeno, corre-se o risco de que, um dia, ao visitar uma casa estranha, não "preparada" como a dele, a criança se atire sobre tudo, como um terrível devastador.

Os pequenos aprendem com o exemplo. Se para entrarmos em seu quarto batemos à porta e pedimos licença, se depois de brincarmos guardamos os brinquedos em seu devido lugar, estaremos lhe ensinando o respeito pelas pessoas e objetos.

Os pais deveriam funcionar como um espelho, oferecendo opções entre a permissividade total e a proibição absoluta nas diferentes situações. Pais que se pegam dizendo sempre "não" ao filho, ou, ao contrário, que são incapazes de pronunciar essa palavra, deveriam se perguntar o que está acontecendo com eles. Para refletir sobre essas situações, vale a pena avaliar alguns tipos de comportamento. Encontramos pais que, de modo estereotipado e simplista, poderiam ser rotulados de:

- *Ausentes*: pais muito ocupados que, por falta de disponibilidade e tempo para estar com os filhos, têm dificuldade em negar qualquer coisa a eles. Esses pais agem, de certa forma, motivados pela culpa.

- *Comodistas*: pais que não querem entrar em contato com a obstinação do filho (o que, reconhecidamente, chateia muito) e optam então por evitar o confronto, colocando poucos limites.
- *Compensadores*: pais que, quando crianças, possuíram poucos brinquedos e agora deixam o quarto do filho repleto deles. De uma forma inconsciente, estão "se" comprando os brinquedos que desejaram e nunca tiveram, numa espécie de mecanismo "reparador".
- *Rígidos*: pais que tratam o filho como "adulto", negando-lhe de modo sistemático os desejos, colocando limites em excesso. Essa conduta pode ser produto de suas próprias privações infantis ("eu não tive, você também não tem").

Muitas vezes, pensamos que pronunciar a palavra "não" constitui um ato de desamor ou sentimos remorso diante de reações de raiva, tristeza ou frustração por parte de nosso filho. Sabemos também que a relação entre pais e filhos deve ser sustentada pelo afeto e pela confiança, e que esses sentimentos precisam ser permanentemente reafirmados. No entanto, diante da teimosia da criança em obter a todo custo o que deseja, será a firmeza dos pais – frustrando-a, mostrando-lhe que não pode ter tudo sempre – que fará com que ela comece a ter noção da realidade e ganhe forças para enfrentar as frustrações com as quais certamente irá se deparar ao longo da vida. Esse processo de aprendizagem é de vital importância para o desenvolvimento do ser humano. Os filhos necessitam de limites claros, colocados com segurança e no momento certo. Por que eles precisam disso? Entre os muitos motivos, estes três são fundamentais:

1. Temos o dever de limitar, em princípio, tudo que coloque em risco a saúde e a vida da criança.

2. Colocar limites de maneira pedagógica permite que, no futuro, os filhos se adaptem à sociedade em que vivemos, que é frustrante e limitadora em muitos aspectos.
3. Ensinando que há limites para tudo, fazemos com que a criança aprenda a respeitar os nossos limites, da mesma maneira que respeitamos os dela.

Como nesta etapa a criança apresenta uma conduta mais ativa, colocar limites vai se tornando mais difícil. Não é à toa que essa fase é chamada de "fase do negativismo". Os pequenos também começam a verbalizar essa palavra quase compulsivamente, testando a própria força diante da autoridade paterna e/ou materna. A criança quer saber até onde é capaz de chegar e até onde os pais a deixam ir. Ela precisa estabelecer "quem é quem" no grupo familiar – quem é o forte, quem é o fraco – no que se refere à colocação de limites. Trava-se uma verdadeira luta pelo poder.

Os pais devem encontrar um espaço para refletir e agir com um mínimo de sintonia em relação aos "nãos" ditos para o filho. O ideal é pensar sempre antes de proferir automaticamente as palavras SIM ou NÃO e medir as conseqüências que elas acarretam, para ser coerentes e justos. Ao impor limites, os adultos precisam estar seguros de que seu ato é necessário e pedagógico. E, fundamentalmente, agir convencidos de que a negativa é dita em favor do filho. Essa é a diferença entre exercer a autoridade e agir de modo autoritário.

Se a tarefa de impor limites é difícil, muito mais complicado será mantê-los, às vezes em razão de nosso próprio comodismo, às vezes porque não toleramos o choro e os resmungos incessantes que o filho, ao perceber que não cedemos aos seus desejos, impõe aos nossos ouvidos. A criança luta até conseguir que os pais – acreditando erradamente que estão comportando-se com excesso de rigidez e cheios de culpa – deixem de lado os limites impostos. Essa atitude imediatista provoca perplexidade e até certa insegurança na criança. E o pior: leva à falta de credibilidade na palavra dos adultos, uma vez que um "não" transforma-se em um "sim".

Na nossa sociedade, em geral é a figura do pai que representa a autoridade, e por isso os limites são mais freqüentemente colocados por ele, e também mais bem aceitos pelo filho do que quando impostos pela mãe. Muitas mães, aliás, se amparam no marido e acabam não colocando o limite na hora certa, protelando a tarefa e deixando-a aos cuidados do homem.

Quem nunca ouviu uma mãe dizer: "Você vai ver quando seu pai voltar, vou contar tudo para ele"? Obviamente, tudo se complica se essas palavras forem ditas às duas horas da tarde, quando o pai só vai chegar na hora do jantar. Essa mãe está perdendo uma ótima oportunidade de exercer uma atitude pedagógica, de resolver "aqui e agora", em vez de adiar e transferir a tarefa. Está negando sua capacidade de praticar autoridade e provocando medo e aflição no filho, que com certeza passará a tarde pensando sobre "o que vai acontecer quando o pai chegar...". Transforma-se, assim, um acontecimento desejado e positivo (a chegada do pai), em algo ameaçador, e o pai em um "carrasco".

Birras: a teoria, na prática, é outra...

Ao observar um pai vermelho de raiva e sem saber o que fazer com o filho pequeno que se jogou no chão, batendo os pés, xingando e gritando até a exasperação diante de uma loja de brinquedos em um *shopping* lotado, sábado à tarde, porque quer um caríssimo carrinho de corrida com controle remoto, as pessoas costumam ter três tipos de reações:

> A. "Que vexame! Meu filho jamais faria uma coisa dessas", diz um transeunte. Esse é o comentário típico de quem ainda não tem filhos. Afinal, sempre acreditamos que os "nossos" vão ser perfeitos.

B. "Se fosse meu filho, esse berreiro acabaria em dois minutos com umas boas palmadas", garante outro observador que tem filhos já crescidos que, com certeza, fizeram também as suas birras com ou sem palmadas e, muito provavelmente, ainda ganharam o brinquedo.

C. "Coitadinha da criança. Esse pai não tem coração, devia comprar logo o que ela quer", diria uma doce vovozinha ou pais que chamamos de "compensadores" (aqueles que têm enormes dificuldades em frustrar e limitar o próprio filho).

Os três modos diferentes de julgar, de acordo com as circunstâncias, nos fazem concluir que a teoria, na prática, é mesmo outra. Todas as crianças dessa faixa etária farão birras mais ou menos ruidosas, algumas vezes escolhendo cenários onde há público, outras se recolhendo ao ambiente doméstico.

E é importante que essa "fase do negativismo" aconteça. A criança, agindo assim, mostra que está se diferenciando dos pais e tendo desejos próprios, que se contrapõem aos deles. Ela testa a capacidade dos adultos de colocar e manter limites e, ao mesmo tempo, desenha interiormente a imagem de seus pais.

A birra, geralmente, é provocada pelo conflito entre o desejo e a intolerância à frustração pela não-satisfação desse desejo. Mas também pode ser desencadeada quando a criança não consegue realizar alguma tarefa na qual esteja muito empenhada, como armar um quebra-cabeça. Birras manifestam-se especialmente quando os pequenos são obrigados a obedecer a certos hábitos, como tomar banho (e por causa disso têm de abandonar a brincadeira). Ou quando sentem dor e desapontamento, como ao dar uma cambalhota desajeitada, machucar-se durante um jogo, não conseguir encaixar as peças de um brinquedo etc.

Existe um amplo leque de modalidades de birras. Entre elas, a da criança que se senta ao lado do pai ou da mãe, puxa a roupa deles e fala mecanicamente durante minutos (que para os pais parecem horas): "Eu quero, eu quero, eu quero", ou "compra, compra, compra". Com essa conduta, em geral, ela obtém duas respostas: ou consegue o que quer pelo cansaço do adulto ou "ganha uma palmada". Esse também não é o melhor modo de agir diante da birra, já que a palmada faz a criança obter efetivamente o que deseja: tirar os pais de seu próprio interesse, ainda que seja para ganhar a palmada.

O grau mais angustiante da birra acontece quando a criança, diante de uma situação frustrante, começa a chorar sem parar e, bruscamente, pára de soluçar e de respirar. Ela fica pálida ou arroxeada, flácida como se estivesse desmaiada, e não responde a nenhum estímulo. É um episódio que dura poucos segundos, os quais, obviamente, representam para os pais "horas angustiantes".

Os pais, em desespero, tentam reanimar o filho com gestos mais ou menos universais: colocá-lo de ponta-cabeça, dar-lhe tapinhas nas costas, enfim, manobras para acabar com o ingrato e aterrorizante espetáculo que, para eles, possui um único significado: "Meu filho está morrendo". E então, por incrível que pareça, enquanto eles ligam em pânico para o médico ou correm com a criança para o hospital, nosso amiguinho "magicamente" se recupera, sem que os adultos, na sua angústia, consigam perceber. A criança olha então com ar de estranheza para a cena de impacto que conseguiu criar, preocupando, mobilizando e centralizando as atenções em si mesma.

Essa dramática situação poderia ser evitada se, no período inicial da birra, o desempenho familiar fosse mais eficiente. E, mesmo reconhecendo que não é fácil, afirmamos que eficiência nesse caso significa manter a calma, a firmeza e até uma certa indiferença em relação ao filho, para quem deve ser mostrado, com palavras e atitudes, que ele poderá fazer a cena que quiser, mas não conseguirá o que já foi clara e tranqüilamente negado pelos pais.

Quando a criança chega a esse estágio, denominado "espasmo do choro", os pais, informados de que esse problema não coloca em risco a vida do filho, sendo apenas um transtorno da conduta infantil, deverão ser orientados para manter-se calmos, quase indiferentes no momento em que o filho estiver se recuperando do quadro. É extremamente importante que a criança tenha consciência de que a atitude que tomou não os apavora nem muda a vontade dos adultos.

Concordamos que é muito difícil para os pais que atravessam essa fase compreender que a birra é um fato normal do desenvolvimento. Porém, se for bem "trabalhada" por eles, a criança poderá, no futuro, tolerar melhor as frustrações com as quais irá deparar, tornando-se um adulto capaz de manter relacionamentos interpessoais e sociais adequados.

Prevenir é melhor...

Os filhos tornam-se autoconfiantes exatamente por saberem que são cuidados. Não temos dúvida de que a autoconfiança infantil é resultado da confiança que os adultos depositam nas crianças.

Temos observado alguns pais, diante de situações que costumam trazer risco, ficarem em dúvida entre limitar verbalizando calmamente ou colocar limites com antecipação e ativamente. Por exemplo: avisam o filho que a poltrona que está sendo escalada é muito alta e que ele pode cair em vez de tomarem uma atitude firme, de antecipação, que evitará o possível problema. Também não achamos positivo nem produtivo dizer: "Eu não disse que o fogo queima?", após a queimadura ter acontecido. Não concordamos com o clássico axioma "deixa acontecer que a criança aprende". Acreditamos na eficiência do limite preventivo, tomando sempre uma atitude de antecipação e pedagógica.

Sabemos que, se a criança não aprende a lidar com as limitações e frustrações em sua própria casa, dificilmente poderá aceitar as limitações e frustrações do mundo externo.

O SONO DELES E O NOSSO SONHADO DESCANSO

Se você quer saber por que seu filho não dorme bem à noite, procure a causa durante o dia. Quando a criança se sente bem cuidada e alimentada, segura dentro do vínculo familiar, com pais que sabem e podem brincar e que conseguem lhe impor limites claros e justos, com certeza ela terá melhores condições de adormecer tranqüila. Desse modo, todos vão desfrutar do tão almejado sono, justo e reparador.

Assim como entre os adultos percebemos modalidades e necessidades de sono diferentes, também as crianças têm suas particularidades. Considera-se, em geral, uma média entre oito e dez horas de sono por noite como normal. No entanto, observamos variações significativas entre uma criança e outra, para mais ou para menos horas, sem que isso represente um problema. Alguns pequenos dormem a noite inteira, calma e profundamente, sem sequer se mexer. Outros apresentam uma atividade motora constante durante o sono noturno: pulam, gritam e até parecem brigar, como se estivessem acordados.

O sonambulismo também se enquadra nas modalidades normais do sono. Mesmo não sendo uma patologia, entendemos que se apresenta como uma situação conflitante para os pais, pois eles ficam sem saber como se comportar. Todos conhecemos o vasto folclore a respeito do sonambulismo. Na realidade, o importante é simplesmente evitar situações de perigo. Deixar sempre as portas bem trancadas e colocar grades nas janelas para prevenir acidentes durante as andanças noturnas é essencial. Fazendo isso, não há muito mais com o que se preocupar. Essa perturbação acaba sendo superada com o passar do tempo.

Apesar das diferenças individuais, sabe-se que, à medida que a criança cresce, o adormecimento se faz em horários cada vez mais tardios. Isso tem repercussões importantes na rotina que os pais estabelecem para a criança. Os horários que determinamos para um filho de 9 meses deverão necessariamente ser revistos quando ele atingir 24 meses.

Entre a vigília e o sono

A passagem da fase de vigília para a do sono se faz, do ponto de vista fisiológico, de maneira abrupta. Num determinado momento, milhares de células nervosas entram em repouso. O adormecimento, no aspecto psicoemocional, porém, se produz de maneira mais lenta e progressiva, por isso existe uma aparente contradição entre a demonstração física de estar com sono e a possibilidade real de dormir rapidamente.

Assim, podemos observar João brincando ativamente com o seu carrinho e, de repente, ir "ficando mole" e começar a bocejar. Os olhos, que João esfrega com as mãos, estão quase fechados e ele começa a se desinteressar pela brincadeira. Assim que os pais lhe propõem ir para o quarto dormir, porém, ele resiste bravamente, como se não estivesse com sono.

Neste ponto, gostaríamos de esclarecer algumas idéias em relação ao quarto das crianças. Poucos pequenos aceitam com calma a proposta de ir para o quarto dormir, porque muitas vezes este é vivenciado como um local opressivo, onde eles seriam castigados. Como se ir para o quarto significasse passar de uma atividade lúdica, feliz e compartilhada para um estado de quietude e solidão. Quantas vezes não falamos para nosso filho: "Se você se comportar mal, vai ficar sozinho no quarto!". Ou então mandamos que ele vá para o quarto ainda sem sono, bem na hora em que se mostrava entretido com determinada brincadeira. Desse modo, "ir para o quarto" transforma-se num castigo.

Para que isso não ocorra, o quarto deveria ser mais utilizado para brincar e interagir com os pais quando as crianças ainda estão acordadas. É preciso "carregar o quarto de vida", convertê-lo em local prazeroso e lúdico, afugentando assim os "fantasmas agressores" que a fantasia infantil vai trazer à noite e que lhe provocarão medo e dificuldades para dormir.

Pensamos também que deve haver uma fase intermediária entre a vigília e o sono, um momento de transição que funcione como uma interface preparatória. Seria conveniente que crianças que apresentam resistência para dormir realizassem atividades relaxantes, de preferência em seus próprios quartos, na companhia de pai e mãe. Não sendo possível com ambos, pelo menos com um dos genitores.

Tais atividades devem ser repetitivas e monótonas, até provocarem na criança bocejos e vontade de dormir. Todo pai conhece as peculiaridades de seu pequeno. Há os que ficam calmos ouvindo música, outros preferem ouvir histórias, outros ainda adoram rabiscar um papel ou simplesmente amassá-lo. O importante é que os três, pai, mãe e filho, participem ao máximo dessa tarefa, que não deve exigir da criança muita destreza nem atenção, sendo essencialmente prazerosa.

A criança deve ser informada claramente pelos pais de que essas atividades terão um limite de tempo e que, quando atingido, os pais sairão e ela deverá aprender a ficar sozinha no quarto, sabendo que eles estarão por perto para auxiliá-la quando necessário. Se esse limite não for assim estabelecido, a criança poderá tentar manipular a situação, exigindo a presença dos pais em seu quarto ilimitadamente, passando assim a ditar as regras do jogo.

É oportuno evitar algumas das seguintes situações: propor brincadeiras que excitem e mobilizem o mundo interno da criança de tal maneira que lhe causem angústia, insegurança ou medo; tentar "recuperar" o tempo em que os pais estiveram longe do filho por causa do trabalho, compensando-o com brincadeiras inadequadas. Muitas vezes, na hora em que os pais retornam para casa, o filho já se mostra com sono e brincadeiras bruscas alteram o ciclo vigília-sono.

Vale a pena ficar atento e perceber se os pais estão muito ausentes. Quando saem para trabalhar muito cedo, com o filho ainda dormindo, e voltam à noite quando ele adormeceu, o contato, importantíssimo, acaba prejudicado. Muitas vezes, as crianças acabam acordando durante a noite porque sabem que seus pais seguramente estão em casa e tentam, assim, o contato que não tiveram durante o dia. Sabemos que a vida não é fácil, mas nossos filhos estão aí e precisam ter seus ritmos e necessidades atendidos. Cabe a nós encontrar a melhor maneira de lhes assegurar o tão fundamental equilíbrio.

Os sonhos e os pesadelos

O sono tem duas funções importantes: é reparador das energias do corpo e permite a elaboração de situações conflitantes vivenciadas durante o dia, por meio dos sonhos. Em geral, acredita-se que os sonhos e pesadelos começam entre os 12 e 18 meses de vida. Seus primeiros relatos aparecem, evidentemente, a partir do surgimento da linguagem. Porém, a existência de um sono "agitado" na vida uterina (oitavo mês) é observada pelo ultra-som. O aparelho mostra que o bebê pode ter sonhos na barriga da mãe.

Os sonhos infantis são ricos em imagens e estão ligados diretamente aos acontecimentos daquele dia. Expressam-se de forma bastante clara e direta. Sejam agradáveis ou desagradáveis, estão estreitamente ligados à vida afetiva, às experiências diurnas, como a vontade de realizar algum desejo não satisfeito durante a vigília e aos relacionamentos sociais da criança. Os sonhos da criança pequena são fundamentalmente reflexos de preocupações vividas no dia-a-dia. À medida que a criança cresce, os desejos se tornam mais disfarçados. No caso dos adultos, os sonhos são mais complexos, dissimulados e indiretos em seu significado.

Entre os 3 e os 5 anos, os sonhos estão intimamente ligados às fantasias que se referem à relação triangular com os pais. A criança almeja "poder ficar" com o pai do sexo oposto, excluindo o outro progenitor. Tais sonhos surgem como pesadelos, nos quais a criança projeta para o mundo externo essas sensações que despertam culpa, desconforto, e que causam muita ansiedade.

É possível afirmar que a mãe é, em primeira instância, a guardiã do sono do bebê e que, posteriormente, os sonhos se tornam o próprio guardião do sono infantil.

Há surpreendentes e incômodos pesadelos, que aparecem aproximadamente por volta dos 15 meses de idade e que fazem parte de um processo normal e fisiológico. Nessa etapa de sua vida, a criança internaliza imagens do que viveu durante o dia. Mesmo que algumas dessas vivências tenham sido aparentemente agradáveis e bem-aceitas, durante a noite elas reaparecem provocando medo e angústia. É uma situação difícil de ser compreendida pelos adultos pela falta de relação, à primeira vista, entre o dia vivido e os acontecimentos noturnos. Um exemplo: Jorge foi ao aniversário de um amiguinho e se divertiu muito com o palhaço que animava a festa. Por que à noite sonha com o mesmo palhaço, agora como sendo um gigante colorido que vai tirá-lo de sua casa? É que o brincar diurno com o palhaço teve aspectos temidos por Jorge que não foram demonstrados, ficaram guardados e invadiram seu sono em forma de pesadelo.

Quando André, de 2 anos, brinca com o cachorro que acaba de ganhar do pai, sente-se feliz e excitado, mas também se angustia ao ver os dentes do bicho e observar como ele late. Durante a noite, o cachorro brincalhão pode ser então transformado em um "leão enorme" que irá persegui-lo e apavorá-lo.

Os pais costumam ficar desconcertados quando são acordados no meio da noite por um grito alucinante do filho. Naquele instante, fica difícil discernir se o grito é provocado por dor ou por medo. Ao chegar ao quarto, muitas vezes encontram a seguinte cena: a criança, de olhos fechados, tem uma expressão de pânico, mexe-se na cama como quem tenta fugir de uma situação aterrorizante e estica os braços pedindo um colo que a liberte de seu pavor. Ela não acorda nem responde às tentativas dos pais de tranqüilizá-la. Continua chorando compulsivamente, já no colo, durante alguns minutos, entre acordado e dormindo. A criança não consegue discriminar entre realidade e fantasia, nem entre o mundo interno e o mundo externo. O leão do sonho continuará invadindo por mais alguns instantes seu quarto, por isso é impossível acalmá-la, mesmo já estando acordada.

Nossa sugestão é que, antes de acalmar seu filho, você se acalme. Lembre-se de que o pesadelo é um fato normal, que acontece com todas as crianças. Não tente acordar o pequeno de modo abrupto. Negar ou contradizer o que a criança diz que a aterroriza também não costuma funcionar. Para ela, o leão está efetivamente ali, dentro do quarto. O ideal é dar-lhe segurança com seu colo e sua presença. Fale pausada e docemente e tente repetir gestos afetivos que fazem parte da relação entre vocês: cantarole uma música conhecida, por exemplo. Sobretudo, tenha paciência. Sua calma fará com que seu filho se tranqüilize, sua segurança lhe dará confiança.

Hábitos e rituais que ajudam a dormir

Após chegar do trabalho, você pensa com alegria que finalmente chegou a hora de relaxar, bater um papo, assistir ao noticiário da televisão ou ler um livro. Afinal, cumpriu uma árdua jornada de trabalho e também sua missão paterna ou materna: você brincou com o seu filho, jantaram juntos, ele foi acompanhado até a cama e ouviu uma história. Finalmente, a despedida com um beijo e o universal "até amanhã, meu filho". Pois justamente aí é que começa tudo de novo. Os pais ouvem, estarrecidos, o pedido que vem do quarto: "Pai, vem cá, fica comigo", "Eu não estou conseguindo dormir, estou com medo, quero uma história, conta uma para mim...".

É um momento em que a criança provavelmente está tomada pelo medo. Ela precisa da companhia do pai ou da mãe para se acalmar, por meio de condutas ritualísticas, como segurar a mão do adulto, esfregar com os dedos os cabelos da mãe, mexer na orelha do pai, tocar repetidamente a gola de sua camisa ou de sua blusa, e até mesmo colocar o dedo dentro de suas narinas. São hábitos regressivos, de muita proximidade, de íntimo contato com o pai ou com a mãe, importantes para que a criança se sinta segura. Uma resposta permissiva e imediata dos pais, totalmente válida para essa faixa etária, trará a tranqüilidade necessária.

Quando o filho estiver um pouco maior, será necessário adotar outras condutas que, embora limitantes, também cumprem uma função tranqüilizadora. Mas agora, por volta dos 2 anos de idade, é preciso entender que as crianças têm dificuldade de se separar dos pais. O simples fato de descobrir que seus pais dormem juntos e ele está sozinho em seu quarto, "abandonado", pode causar uma alteração do sono. Além disso, estar sozinho no escuro traz a ameaça de inúmeros perigos que o pequeno fantasia. Seus sentimentos negativos de raiva, inveja ou ciúme, não elaborados, necessitam ser liberados, e ele os expulsa projetando-os e colocando-os tanto nos objetos quanto nos personagens do mundo externo. Não adianta contrapor a essas fantasias a mais perfeita lógica ou senso de realidade: os filhos sempre insistirão na fantasia. O caso de Lídia é um bom exemplo. Uma noite, sem conseguir dormir, a menina diz:

– Mamãe, tenho medo das vacas e não quero dormir porque vou sonhar com elas.
A mãe, compreensiva e querendo lhe dar segurança, responde, confiante:
– Filhinha, as vacas não fazem mal nenhum, fique tranqüila, elas não fazem nada...
A resposta de Lídia é demolidora:
– Como não fazem nada, mãe, se elas me dão medo?!

O mais eficiente, nos casos em que a criança fantasia perigos que impedem seu sono, não é responder com a realidade, mas com outra fantasia que aplaque o medo infantil. Quando Pedro, de 3 anos, contou ao pai que não queria dormir sozinho "porque o homem mau ia chegar e levá-lo com ele", o pai "realista" retrucou:

– Filho, nós moramos no décimo sétimo andar, é impossível ele subir até aqui.
Pedro foi rápido:
– Mas ele pode subir pelas paredes, como o Homem-Aranha.
O pai, achando que encontrou a solução, retrucou:
– As nossas janelas têm grades...
E Pedro, dando a última estocada:
– Mas ele pode ficar pequenininho e passar por entre as grades das janelas.

Essa história se repetiu por muitas e muitas noites, provocando irritação e desespero nos pais, pois o filho efetivamente não dormia e, resultado óbvio, eles também não.

Ao consultarem o pediatra, ele sugeriu que criassem uma outra fantasia, capaz de mitigar o medo que Pedro projetava nesse "homem mau". O pai, então, teve a idéia: fabricou com um cabo de vassoura uma espécie de espada, pintou-a com tinta fosforescente e, naquela noite, à hora do jantar, disse para o filho:

– Esta espada eu ganhei da polícia, por ter sido o melhor caçador de homens maus que querem pegar crianças. Vou deixá-la com você, perto da janela, e quando o homem subir e olhar para dentro do quarto, ele vai ver que você tem a espada e que não pode entrar, porque senão será um homem morto. Ele vai saber que nesta casa mora o melhor caçador de homens maus.

Pedro sentiu então que o pai era seu aliado, que lhe oferecia a sua "arma" para ele se defender. O investimento afetivo do pai permitiu que ele ficasse mais seguro e assim conseguisse dormir.

O problema se resolveu porque a espada foi investida de um poder mágico, virando uma aliada invencível contra o medo. O menino guardou a espada encantada e poderosa durante muito tempo e, com certeza, ela o ajudou a combater outros fantasmas, outros "homens maus" que foram se apresentando ao longo de seu crescimento.

TIRANDO AS FRALDAS

Para obter êxito no controle do xixi e do cocô, os pais deveriam facilitar esse aprendizado bem antes que o treinamento efetivo se inicie. Como? Deixando que o filho brinque com água, terra, areia, massinha e até com os primeiros alimentos sólidos.

Um bebê que manuseia sua comida, engatinha sujando os joelhos, brinca com água, terra e areia sem ouvir palavras que o desqualifiquem, como "Você está um lixo" ou "Que nojo", conseguirá tolerar melhor, posteriormente, ficar sujo de xixi ou de cocô e aprender mais facilmente o seu controle.

Quando os adultos fazem comentários, mesmo de modo simpático, em tom de brincadeira, mas revelam sentimentos negativos em relação, por exemplo, ao cheiro das fezes, acabam estimulando na criança a retenção dos excrementos, já que ela fica com vergonha de seu próprio conteúdo.

"Ai, que cocô fedido!", diz João, pai de Luciana, rindo e tapando o nariz enquanto troca a fralda. Ora, ninguém gosta de ser criticado por alguma coisa que tenha feito. Algum tempo depois, o resultado é que João não consegue entender por que sua filha começa a reter o cocô, por que grita, aflita, quando alguém tenta trocar sua fralda ou por que ela só faz cocô debaixo de uma cama ou de uma mesa, escondida, sem avisar ninguém.

Treinando o controle do xixi e do cocô

O treinamento dos esfíncteres deve começar entre os 18 e os 24 meses de idade. O primeiro sinal indicador é quando a criança, depois de ter feito cocô ou xixi, avisa os pais que está suja ou molhada. Ela fica incomodada com aquilo, ou seja, já tem um primeiro registro. Sem esse registro, não adianta insistir na aprendizagem. Quando o pequeno der esse aviso, é importante trocá-lo sem emitir comentários a respeito do que fez, e então mostrar, com tranqüilidade e muita paciência, o lugar onde poderá depositar seu produto. Tanto pode ser um penico quanto o vaso sanitário. Vai depender de cada criança, mas notamos uma preferência maior pelo peniquinho. Acreditamos que o motivo é a criança sentir-se mais segura ao apoiar os pés no chão e também por poder "observar sua obra" por algum tempo antes de colocá-la no vaso e apertar a descarga. Lembramos que toda criança nessa fase é egoísta, não quer perder nada, nem seu cocô. Afinal, ele é uma criação pessoal.

Usando o penico adequadamente

O penico deve ser comprado e oferecido à criança no momento certo, ou seja, quando começa o treino. De nada adianta um bebê de um ano ganhar esse objeto de presente. Provavelmente brincará com o penico como se fosse um chapéu e, mais tarde, terá dificuldade para entender que ele tem outra utilidade.

Helena está brincando no tanque de areia do parquinho, entretida com as formas que cria com seu balde e pá novinhos em folha. Sua mãe pergunta se não quer fazer xixi e ela diz que não, quase automaticamente, com um gesto negativo de cabeça. Cinco minutos depois, chega de pernas abertas e com a calcinha molhada. A mãe, frustrada, diz: "Mas eu perguntei se você queria fazer xixi!".

Essa mãe teve uma atitude inadequada. Seu lembrete não funcionou porque foi feito numa hora imprópria. Para uma criança empolgada com uma brincadeira, o fato de alguém lembrá-la de se quer fazer xixi não tem significado nenhum. A mãe que deseja criar um hábito deve incorporar o tal lembrete antes de sair de casa, mas mesmo assim não pode garantir a sua eficácia. Xixi e cocô não são necessidades fisiológicas que se antecipam nem adiam por vontades externas. É preciso respeitar a hora da criança e, especialmente nessa faixa etária, ser paciente: sempre ocorrem acidentes involuntários.

A tolerância diante do "descontrole" da criança permitirá que ela mesma, progressivamente, comande seus esfíncteres. Se for punida ou reprimida em público, sentirá medo e vergonha, o que ocasionará mais ansiedade e retardará o controle, causando efeito contrário ao desejado.

Algumas mães transformam o banheiro em um local para brincar, ouvir histórias e até comer. Convidam o filho a passar longos períodos sentados no peniquinho. Maria é uma dessas mães, que um dia precisou dar uma escapulida "de dois segundos" até a cozinha. Quando voltou ao banheiro, Felipe havia deixado o penico e feito cocô na sala. Outro erro. Afinal, Felipe não sabia muito bem por que estava há tanto tempo sentado naquele lugar, já que nem sentiu vontade de fazer cocô, nem sabia que ali era o lugar para depositá-lo. Esse método é ineficiente e decepcionante, em particular para os adultos.

Maria constata o fracasso, mas, não satisfeita, inventa outra tática. Decide premiar Felipe com brinquedos ou passeios toda vez que sua cama estiver seca de manhã. Esse tipo de conduta apenas provoca frustração no filho, que não consegue ganhar os prêmios prometidos. Isso aumenta sua ansiedade e, com ela, a possibilidade de molhar a cama toda noite. É ineficaz tentar começar o controle noturno se a criança ainda não conseguiu o controle diurno.

Quando percebe que esse método também não funcionou, Maria decide colocar o relógio para despertar durante a noite, a fim de levar Felipe, dormindo, ao banheiro. Ele pode até fazer xixi, mas sem consciência do que está fazendo. Na primeira noite em que sua mãe não acordar com o despertador, ele voltará a molhar os lençóis, porque não aprendeu o controle, está apenas condicionado.

Cenas de resistência

Nessa idade, como já foi dito, as crianças vivem uma fase de rebeldia e oposição, são "do contra". Portanto, se perceberem que estamos muito interessados em suas evacuações, vão oferecer resistência e farão tudo nas horas e nos lugares errados.

A situação se torna mais aguda quando os pais têm preocupações obsessivas em relação à higiene, quando não toleram, por exemplo, que o filho se suje ou cheire a cocô. Se a criança percebe isso, com certeza tentará irritar os adultos com uma conduta opositora. Foi o que aconteceu com Henrique: ele estava lendo sossegadamente seu jornal na sala e, de repente, o filho começou a correr ao seu redor, gritando como um índio, avisando dessa maneira que iria fazer cocô. Logo se escondeu debaixo da mesa para evacuar diante de um pai atônito, que ficou dizendo: "Pare, não faça cocô aí! Vá ao banheiro! Não faça isso!".

A cena se repetiu por algum tempo. Esse pai sabia, obviamente, que seu filho já conseguia controlar os esfíncteres, pois ele mesmo avisava quando "chegava a hora". Procurando ajuda, foi orientado a tolerar o que acontecia e a se controlar diante da situação, não respondendo com estereótipos ao desafio imposto pela criança. Ele deveria mostrar que continuava lendo seu jornal com grande interesse. E, em vez de "brigar" com o filho ou sentir raiva, fazê-lo sentir que tinha muita vontade de ajudá-lo. Henrique conseguiu romper assim um círculo vicioso no qual o filho sempre irritava o pai e este respondia rígida e repetidamente da mesma forma.

O excremento representa para a criança uma maneira de agradar ou de contrariar seus pais. Ela sente poder e prazer com esse controle. Por isso, mesmo mantendo uma conduta adequada, nada garante aos adultos que a criança não tentará, de um jeito lúdico e sorrateiro, contrariá-los.

A ALIMENTAÇÃO E SUAS DIFICULDADES

Em geral, os distúrbios de alimentação no segundo ano de vida consistem apenas em situações não-resolvidas no primeiro ano, na época da introdução dos alimentos sólidos. Costumam ser reflexo de famílias que, naquela fase, acreditavam que a criança podia "morrer de fome" e, na sua ansiedade, não percebiam que ela apenas não tinha o apetite imaginado e desejado pelos pais.

Aos 2 anos, a criança já tem consciência de que deixa os pais ansiosos quando não come e, ao mesmo tempo, deseja ser dona da situação. Então, não é incomum pequenos manipularem os adultos com a aceitação ou a recusa dos alimentos. Quando quer agradar, a criança aceita; quando quer punir, recusa. Essa conduta se repete em outras situações nas quais os pais, aflitos, chegam a propor trocas que, na realidade, são atos de chantagem, ou até mesmo fazem ameaças, caso o filho não aceite suas ofertas.

É preciso entender que a falta de apetite pode ter uma ligação com essa vontade de "ser do contra", e não necessariamente implica uma doença ou vá provocar algo grave. Estando ciente disso, evitaremos insistir para que o filho "coma um pouquinho", como se fosse uma forma mágica de prevenir uma possível enfermidade que só existe em nossa fantasia. Quem já não ouviu a mãe dizer: "Filhinho, só mais uma colher, para ficar forte e não adoecer...", enquanto tenta a todo custo enfiar a comida na boca da criança.

À exceção das famílias sem recursos (lamentavelmente tão numerosas em nosso continente, onde a falta de alimento é uma causa importante de doença e morte), o "não comer" por falta de apetite, havendo comida, é causado basicamente pelas atitudes inadequadas dos pais em relação às refeições dos filhos.

Sabemos que é difícil para o adulto entender que uma criança tenha capacidade e esperteza suficientes para manipular uma família inteira. Na realidade, a criança só está confrontando seus desejos, vontades e força com os de seus pais, e isso é necessário para um saudável desenvolvimento.

Nesses momentos, a nossa atitude deveria ser de tranqüilidade e paciência. É preciso lembrar-se de que a criança está bem cuidada, desenvolvendo-se dentro de um clima de afeto e segurança, e que ela irá sentir fome e acabará comendo, inevitavelmente. A criança tem de perceber que seus pais não se irritam com sua atitude diante da comida. A mensagem implícita seria: "O alimento interessa a você, não a nós"; "Nós continuamos gostando muito de você, comendo ou deixando de comer". Deve ficar claro que não se troca carinho por comida e muito menos se faz chantagem, oferecendo presentes por comida.

Muitas vezes, o simples fato de não focalizarmos nosso interesse na alimentação da criança acaba tendo efeitos corretivos surpreendentes. E, além disso, impede que o sintoma persista, ou seja, quando conseguimos deixar de ser o objeto da briga, usando a comida como intermediário, a criança perde imediatamente seu interesse por brigar.

PREDILEÇÃO PELA MONOTONIA

Chegando aos 24 meses, a criança se mostra menos opositora, apresentando, porém, outra característica típica dessa faixa etária: uma marcada predileção pelo conhecido. Ela não aceita mudanças nem situações novas. Tranqüiliza-se com uma certa organização ritualística, que repete em todas as suas condutas, inclusive na alimentação, com preferência pela monotonia do cardápio. Ela passa a querer quase exclusivamente os mesmos pratos e as mesmas sobremesas em todas as refeições, não permitindo nenhuma mudança nem a introdução de alimentos diferentes. É como se precisasse ficar cansada ou enjoada de um tipo de comida para poder aceitar outro que, por sua vez, passará a ter também caráter de exclusividade.

Confirmando essa idéia, observamos que nossos filhos gostam de assistir ao mesmo filme várias vezes por dia, até que seu conteúdo, suas cenas e personagens se tornem bem conhecidos. É uma maneira de exercer domínio sobre as coisas que os circundam. Desse modo, os pequenos pensam que acabarão controlando tudo o que é desconhecido e, portanto, amedrontador.

6
A CRIANÇA DOS 24 AOS 36 MESES

As crianças precisam de modelos mais do que de críticos.

J. Joubert
Pensamentos

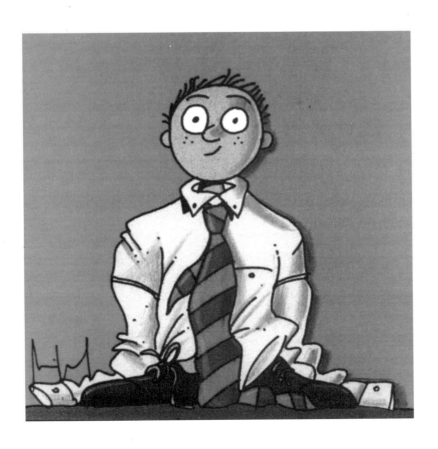

NEM BEBÊ, NEM GENTE GRANDE

Um filho com 24 meses é simplesmente surpreendente. Torna-se capaz de falar, seduzir e argumentar, embora essas capacidades sejam incipientes. No transcurso até os 3 anos, porém, serão afiançadas e a criança ganhará autoconfiança e maturidade. Ao mesmo tempo, a criança pode viver momentos de intensa regressão, e também adotar comportamentos anárquicos. Isso acontece porque o pequeno se encontra numa encruzilhada: está deixando de ser um bebê para virar criança, mas ainda carrega dentro de si os dois juntos – às vezes, na mesma hora.

Por isso, não devemos exigir, nessa etapa, mais do que ele pode dar. A criança caminha bem, é verdade, mas se cansa com facilidade, e não consegue acompanhar o ritmo do adulto. Ela fala, porém, ainda se atrapalha, não discrimina exatamente as palavras, especialmente as que podem ser usadas com diferentes significados. Quando tenta explicar algum episódio com entusiasmo, o pensamento anda mais rápido que a fala, e a criança pode começar a gaguejar. Aos poucos, ela irá sincronizando melhor.

Para tranqüilidade dos pais, ela já consegue explicar com mais clareza o que a incomoda ou o que dói. Mas cuidado: a desenvoltura adquirida tanto na motricidade como na fala muitas vezes não é acompanhada no nível emocional. A criança ainda chora sem saber comunicar o que está acontecendo. Nessas circunstâncias, devemos tentar entendê-la e traduzir suas emoções, como quando era menor. Ela também pode não reconhecer seus próprios limites. Às vezes, o pequeno torna-se um nenê mais dependente do que indicam suas capacidades motoras.

Para os pais, não é fácil aceitar tal situação. Como entender que uma pessoinha às vezes tão madura e desenvolvida de repente se mostre tão teimosa e infantil? Freqüentemente, por essa razão, a criança passa a ser incompreendida. A conduta contraditória que ela apresenta – e que é produto de seu processo de crescimento –

leva os pais a apresentarem comportamentos contraditórios também. Ora tratam o filho feito um bebê, sem valorizar as conquistas já alcançadas por ele, ora o tratam como um "adulto", como se tivesse a obrigação de entender tudo e responder sempre adequadamente. O resultado dessa atitude? **Pais frustrados e filhos incompreendidos.**

Quantas vezes não ouvimos adultos dizerem: "Você já é grande o suficiente para entender; deixe o brinquedo para o seu irmãozinho. Ele é pequenininho". Nesse instante, esquecemos que, até pouco tempo atrás, o sujeito "grande" era considerado um bebê que nada entendia. Ele está se transformando numa criança cada vez mais madura, porém, ainda não na sua totalidade.

Repetidamente dissemos que cada criança se desenvolve segundo suas peculiaridades, que cada uma tem seu próprio ritmo. É nessa faixa etária que isso pode ser observado com total clareza. Vemos crianças que aos 24 meses possuem um vocabulário rico e ajustado, e outras que estão apenas começando a falar. Ou crianças com destreza motora capaz de utilizar todos os brinquedos de um parquinho e outras ainda bastante desajeitadas. Algumas já controlam os esfíncteres, outras não. Essas diferenças não devem preocupar os pais. Crianças não são comparáveis entre si, embora entendamos que seja grande a tentação dos pais. As diferenças num determinado momento se nivelam, como ocorre com a linguagem. Em geral, aos quatro anos toda criança fala bem.

Os pequenos de 2 a 3 anos também dão muito trabalho porque desconhecem os perigos, o que exige a presença dos pais. Em alguns aspectos, porém, eles têm mais autonomia. Por exemplo, quando alcançam conquistas como o controle do xixi e do cocô, que lhes permite passar longos períodos fora de casa sem a companhia dos pais. O desenvolvimento do corpo e a destreza adquirida dão à criança maior confiança em si mesma. Esse prazer decorrente do "domínio corporal" precisa ser compartilhado a toda hora com os adultos. Os pais são chamados a admirar suas habilidades motoras a toda hora: "Olha como eu sei pular!", "Olha como eu dou cambalhota!" São momentos de proximidade e prazer, para aproveitar ao máximo.

Em geral, o menino adora pular e medir forças, principalmente com seu pai, lutando e plantando bananeiras. A menina gosta de brincar de casinha e de cozinhar com sua mãe. E ambos adoram brincar de lojinha e vender objetos para toda a família. Os pequenos observam constantemente as condutas adultas e as repetirão como espelho, por isso, é preciso ter muito cuidado com a maneira de se relacionar com crianças. Não se deve reprovar nelas condutas que aprenderam conosco. Se não queremos que sejam ríspidas e violentas, não podemos tratá-las dessa forma. Se não queremos ouvir palavrões, temos de nos abster de dizê-los. Caso contrário, estaremos sendo injustos e contraditórios por utilizar uma dupla mensagem, muito nociva para o desenvolvimento da criança.

A vida social está começando

A criança que acaba de completar 2 anos pode admitir a presença de outra criança, começando, nesse momento, a interagir. Entretanto, essa integração não pode ser permanente, a atenção ainda é tênue e ela se concentra em atividades compartilhadas por pouco tempo. Por esse motivo, muitas vezes fica brincando sozinha mesmo na presença de um amigo e procura a mãe diante da menor dificuldade, ou simplesmente para verificar se ela está por perto.

Esse início de socialização oferece aos pais a possibilidade de retomar a vida sociocultural. Afinal, para os adultos, é cansativo e enfadonho ficar permanentemente se adaptando às necessidades e rotinas do mundo infantil. **Nós, adultos, precisamos de adultos.**

Para a criança, no entanto, estar em casa alheia resulta em uma aventura excitante, ainda mais na presença de alguém "da mesma tribo", que tanto pode estimulá-la quanto agredi-la. Algumas horas nessa situação podem ser bem toleradas, e tanto as crianças quanto os adultos se sentirão bem e em harmonia. Porém, ultrapassado o limite, que é próprio de cada criança, essa experiência pode se tornar bastante incômoda.

Nessa fase, as crianças são possessivas e egoístas, elas acreditam no lema: **"O teu é meu, e o meu é meu"**. Assim, não aceitam compartilhar os brinquedos, especialmente quando descobrem que eles são cobiçados pelo amigo. Também passam a ter um exagerado interesse por um brinquedo até aquele momento esquecido num canto, só pelo fato de perceber que o amigo o está usando.

A criança terá de ir aprendendo a interagir, exercitando aos poucos o oferecer e o pedir. É muito importante que ela tente resolver as situações sozinha, sem a interferência dos adultos. Sabemos que é difícil para uma mãe observar seu filho sem interferir nesses primeiros embates de aprender a partilhar, a ganhar e a perder. Mas é nessa troca que ele aprenderá a negociar e a se relacionar socialmente. A mãe deveria funcionar como observadora da cena na qual seu filho reivindica, briga ou se submete à vontade autoritária de um amigo. A partir dessa experiência é que ela vai obter os elementos necessários para auxiliar seu filho a se posicionar adequadamente.

O contato é fácil?

Quando o filho começa a interagir com crianças e adultos de uma maneira mais independente, é provável que apresente algumas dificuldades, justamente por estar enfrentando uma nova situação. Às vezes, ele entra na casa dos amigos com muita timidez, "escondido embaixo da saia da mãe". Aos poucos, conseguirá se desgrudar dela e muito devagar se aproximará das crianças que estão brincando. Em outras, quando um desconhecido chegar à sua casa, ele se esconderá atrás da porta, como um espião, olhando tudo pelas frestas. Também pode acontecer que depois de passar uma tarde muito à vontade na casa de um amiguinho, brincando adequadamente, na hora de ir embora faça uma cena por não querer deixar essa situação prazerosa.

Outra situação perturbadora acontece quando uma criança muito interessada é absorvida pela construção de algum objeto, uma pirâmide com cubos, por exemplo. E eis então que o "amigo" acaba chutando a construção tão trabalhosa, para desconsolo do pequeno arquiteto. É algo normal e natural, mas que pode provocar emoções muito mobilizadoras, que desestabilizem o humor, fazendo aparecer um choro raivoso ou uma intensa birra. Observamos que esses primeiros encontros "lúdico-sociais" acabam sendo cansativos para a criança e também para as mães, que às vezes ficam administrando os conflitos ocasionados pelo contato.

Por que meu filho não é como eu quero?

Os pais lidam o tempo todo com as diferenças. Diferenças entre aspectos deles mesmos e de seus filhos. Diferenças entre o filho idealizado e o filho real. Diferenças entre o próprio filho e as outras crianças. Como sabemos, conviver permanentemente com tantas diferenças se torna difícil no cotidiano.

Às vezes, o filho não é obediente como os pais foram quando crianças, ou é muito teimoso, ou apresenta um ritmo normalmente lento comparado com o da mãe, que é rápida feito um foguete.

Ainda existe a diferença entre as expectativas. Os pais aguardam ansiosamente que o filho de 2 anos aprenda a controlar o xixi e o cocô, mas a criança, feliz e despreocupada com seu desempenho, ainda não teve a possibilidade ou o interesse de fazê-lo, e nem se importa com esses aspectos.

Embora desde o nascimento o bebê mostre seu temperamento e personalidade, é a partir dessa faixa etária que tais aspectos se evidenciam com maior clareza. Nessa hora, os pais começam a perceber, com uma ponta de orgulho, características do filho que reconhecem iguais às deles, ou, contrariamente, podem sentir-se frustrados porque o filho não responde aos seus "desejos ocultos" e apresenta uma personalidade bem diferente da deles.

Ouvimos uma mãe nos apresentar os filhos da seguinte forma: "Minha filha é um amor, tranqüila, bem-humorada, espirituosa, adora roupas e é igual a mim. Meu filho é diferente, é um 'pimentinha', está sempre questionando, nunca se arruma, gosta mesmo é de futebol". Ela não fez nenhuma menção sobre com quem o filho se parece.

É importante que os pais consigam respeitar as características e preferências dos filhos, aceitando diferenças sem transformá-las em defeitos, e sem enaltecer determinadas condutas só porque são parecidas com as deles.

O SONO NESSA IDADE

Com 24 meses, a criança começa a apresentar rituais para deitar. Consistem na repetição, noite após noite, de condutas imutáveis que são exigidas por ela como verdadeiros cerimoniais. Podemos citar entre eles: a colocação dos sapatos sempre no mesmo lugar, ter o mesmo objeto numa determinada posição no criado-mudo, uma arrumação quase obsessiva de seus brinquedos ou a narração da mesma história todas as noites. Esses rituais representam a maneira que a criança tem de se defender de suas angústias, que estão relacionadas a episódios de sua vida cotidiana e que não puderam ser bem resolvidos no momento em que aconteceram. Encontramos sempre uma relação entre os rituais para adormecer, com os quais a criança "martiriza seus pais", e a fase psicoafetiva em que a criança se encontra. Tais rituais vão diminuindo até desaparecerem a partir dos quatro anos.

Os sonhos constituem outro motivo de aflição na hora de dormir. A criança tem medo de que sonhos apavorantes dos quais ela se lembra se repitam. Aos 36 meses, aparecem as fobias: a criança passa a ter medo do escuro, de animais, de fantasmas. Personagens aterrorizantes entram em seu quarto para atacá-la e, na fantasia infantil, são "colocados" embaixo da cama ou dentro do armário etc. Não adianta tentar ser racional e abrir as portas dos armários para mostrar a inexistência de animais. A criança rapidamente responderá que o bicho acabou de pular para outro lugar e assim sucessivamente... Se os pais não quiserem passar a noite à caça de uma fera imaginária, é melhor parar por aí.

Por sorte, a criança acaba utilizando algumas condutas próprias para se tranqüilizar e, se assim não acontece, os pais podem oferecer suas próprias soluções, como, por exemplo, uma pequena luz acesa, a porta aberta, a companhia de um adulto por tempo limitado ou um objeto investido de "poder mágico" para a criança se acalmar.

Bruno Betelhein, psicanalista infantil, escreveu no livro *Uma vida para seu filho* que a melhor maneira de auxiliar nesses momentos de fobia provocados pelas fantasias é enfrentá-las com outras fantasias tão poderosas quanto as da criança, nunca com uma racionalização adulta. A fobia da criança é resultado do deslocamento de um medo interno para outro externo, e nos remete, quase sempre, ao complexo edipiano, fase crucial no desenvolvimento psicoafetivo entre os 3 e 6 anos.

Gostaríamos de deixar bem claro que as variadas e habituais perturbações do sono na criança poderão ser resolvidas mediante condutas preventivas e adequadas dos pais. Reconhecemos, porém, que, embora sejam banais e transitórias, demandam paciência e energia para serem solucionadas. Os pais devem ter clareza e convicção sobre suas condutas, e praticá-las de maneira firme e permanente.

Quando problemas do sono se tornam persistentes, intensificam-se ou aparecem acompanhados de outros tipos de sintomas dentro da esfera psicoafetiva, a criança precisará de uma ajuda mais específica, como um psicodiagnóstico, que ajudará na detecção das causas do problema.

"Não quero dormir!"

Em geral, crianças dessa idade não querem ir para a cama por quatro razões principais:

1. Desconhecem a função reparadora do sono.
2. Ao dormir, sabem que estão deixando o pai e a mãe juntos, longe de seu controle, e isso as aflige.
3. Se têm irmãos mais velhos, que podem ficar acordados até mais tarde, elas se sentem excluídas e com ciúme.
4. O ato de dormir é vivido como um castigo, já que as tira de atividades que lhes dão prazer.

Por todos esses motivos, os filhos vão tentar adiar ao máximo a hora de deitar, muitas vezes ultrapassando sua própria resistência e necessidade de sono. Nesses momentos, ficam irritados, birrentos e teimosos, sem condições de aceitar nenhuma informação ou argumento que os pais, na tentativa de acalmá-los, se proponham a dar.

Nessa hora, não é possível mesmo resolver nada. É durante o dia, e num momento tranquilo, que a criança deve ser informada tanto a respeito de sua necessidade de sono quanto dos limites que serão colocado pelos pais à noite, ao determinarem que ela vá para o seu quarto. Os limites devem ser claros, intransponíveis e permanentes.

O ato de dormir não pode ser imposto, mesmo porque ninguém consegue pegar no sono quando não o tem. O que se pode fazer é estabelecer um limite para as brincadeiras noturnas e o convívio familiar, levando o filho para o quarto e ali, num clima sereno, conversar baixinho, ler histórias e até conversar sobre o que pode estar impedindo seu sono. Todas essas atividades precisam ter um limite de tempo. Muitas vezes, ao conseguir falar sobre seus "fantasmas" e encontrar o acolhimento dos pais, a criança consegue finalmente se acalmar.

Resistir ao sono e à cama é mais ou menos comum nessa fase, mas há casos em que a resistência chega a interferir na relação familiar. Quando todas as noites a criança vai para a cama brigando com seus pais, cria-se uma situação de infelicidade para todos e especialmente para ela, que, sentindo-se angustiada, terá menor possibilidade de conciliar o sono.

Deveríamos nos perguntar o que acontece durante o dia de nosso filho, e também o que, na nossa relação familiar, poderia estar provocando essa alteração. Muitas vezes, como já comentamos, a criança participou de atividades que a deixaram excitada; em outras, brincou menos do que deveria e agora precisa descarregar sua energia. Mas também pode estar com algum problema na sua vida fora da família, com um amiguinho, por exemplo, ou com a professora da escola.

Nos casos em que o problema reside no núcleo familiar, o filho pode estar demandando ou necessitando mais da presença materna ou paterna. Nós, adultos, superamos com facilidade pequenas mudanças na nossa rotina, mas, por uma criança, elas são sentidas com toda a intensidade: uma briga sem maior importância entre seus pais pode provocar emoções fortes, que acabam também causando resistência na hora de dormir.

Dormir não é castigo

Com um filho pequeno, ainda lactente, podemos assumir uma postura mais ou menos rotineira a respeito do horário de dormir. Porém, com uma criança com mais de 2 anos, nossa atitude será basicamente limitar o horário em que ela permanece na sala, participando da vida familiar, mas jamais obrigá-la a fechar os olhos e dormir. Ou seja, poderemos colocar um limite temporal e geográfico dizendo: "Esta é a hora de você estar em seu quarto", mas nunca colocar um limite fisiológico do tipo: "Está na hora de você dormir".

O ato de dormir não pode ser encarado como um castigo. Contudo, às vezes sem perceber, nós, adultos, criamos situações assim, como se o ato de ir para o quarto representasse uma forma de punição. Marcos, por exemplo, mandou, sem muita firmeza, seu filhinho para a cama há meia hora, enquanto lê o jornal. Tiago está evidentemente cansado, já nem controla muito seus movimentos, mas resiste e, em determinado momento, ao virar-se de um jeito meio estabanado, acaba quebrando um copo. Era o que faltava para Marcos explodir com um berro: "Agora, chega! Você vai para a cama, já!!!"

Esse pai não quis ter o trabalho de levar o filho para o quarto e provavelmente terá muito mais trabalho durante a noite, pois Tiago foi dormir sentindo-se culpado e amedrontado com o berro do pai, com boas chances de ter um pesadelo... que o fará acordar assustado.

Com as crianças ocorre o mesmo que com os adultos: às vezes estamos realmente ansiosos, e por isso demoramos para dormir. Vejam o caso de Rodrigo. Ele passa um dia agitado, brincando com o cachorro do amigo. Num dado momento, a outra criança coloca a mão dentro da boca do animal e Rodrigo vê seus grandes dentes. Na hora de dormir, pode "rever" as cenas da tarde e não conseguir pegar no sono, enquanto seus pais se irritam porque o filho, que sempre dorme em dez minutos, está ali, agitado. Os pais desconhecem o que aconteceu com ele.

Devemos lembrar ainda que é preciso distinguir entre uma ou outra noite maldormida, por alguma eventualidade, de outra situação bem diferente, quando dormir mal de certa forma se "estrutura". Isso acontece com uma criança que, desde bem antes dos 3 anos, tem alterações freqüentes de sono. Vale repetir: é muito importante que as crianças tenham seu ritmo diário respeitado e que exista equilíbrio entre as atividades e seu necessário repouso.

O AMIGO IMAGINÁRIO E OUTRAS "FANTASIAS"

Nessa idade, a fantasia tomará conta de seu filho. Ele poderá ter um "amigo imaginário", que só existe na sua cabecinha, com nome e características próprias. Com esse amigo, a criança manterá longas conversas, e até mesmo compartilhará a mesa do jantar, colocando para seu convidado fictício pratos e talheres. Essa situação é absolutamente normal, não significa que a criança está sofrendo "alucinações", mas simplesmente brincando com as suas fantasias.

O amigo imaginário é um mecanismo sadio de adaptação. Pode servir como um vínculo substitutivo e satisfatório, já que sempre aceita as ordens da criança e nunca a agride. Também costuma ser usado como "bode expiatório". O amigo se torna responsável pelos "erros" cometidos por ela. Por exemplo: foi "João (o amigo imaginário) quem derrubou o copo de suco na mesa".

Outra característica típica dessa fase é contar "mentiras". Não se pode, porém, afirmar friamente que são mentiras. Devemos esclarecer que para uma criança dessa idade, o limiar entre fantasia e realidade é muito estreito. Ela não tem como objetivo enganar os adultos quando conta uma mentira: simplesmente verbaliza um desejo que não coincide com a realidade. Ela fala de uma realidade que gostaria que existisse, e não da realidade que o adulto percebe. Às vezes, o pequeno sabe de sua fantasia, tanto que, quando acaba de contar uma mentira, diz: "Juro que é verdade" ou "Isso não é mentira!"...

Quando ele crescer e tiver clareza suficiente para diferenciar fantasia da realidade, aí sim poderemos falar que existe nele uma "consciência" da mentira. Nessa etapa, se a criança vive uma realidade frustrante, às vezes começa a mentir compulsivamente, na tentativa de criar um mundo mais satisfatório à sua volta. É importante que os pais diferenciem a "mentira" que surge primeiro, e que é normal, da outra mentira, compulsiva, que apresenta um cunho conflitante e por isso deve ser cuidada.

Toda criança, entre os 2 e os 3 anos, está aprendendo os limites entre realidade e fantasia, entre o permitido e o proibido, entre o que é dela e o que é alheio. Entretanto, ainda não tolera bem as frustrações quando não pode ter ou fazer o que deseja. Isso a leva a desenvolver condutas freqüentemente mal compreendidas pelos adultos. Como a pensar, por exemplo, que nosso filho está "roubando", quando na realidade ele só deseja ter algo do amigo ou de alguém querido. Sua cabecinha ainda não faz julgamentos de valor; um determinado objeto pode ter muito ou nenhum valor (para nós), mas isso não importa para o seu desejo. Qualquer menina ou menino, nessa fase, pode trocar um caro e (segundo o ponto de vista dos adultos) inestimável presente ganho do avô por uma irresistível e baratíssima borracha colorida.

O "roubo", em particular, é uma conduta bastante comum e tem a ver com o egocentrismo típico desse período. Juntar coisas como sendo verdadeiros tesouros e cuidar delas como uma coleção preciosa é natural e saudável. Só mais tarde, quando a criança já vive outra etapa de vida, é que essas manifestações passarão a ser vistas como produto da imaturidade ou de outras alterações.

O NASCIMENTO DO IRMÃO

Quando a mãe fica grávida do segundo filho, costuma sentir-se culpada em relação ao primogênito por ter de dividir a sua atenção. Afinal, até aquele momento, o primeiro filho ocupava todo o tempo, o espaço e as possibilidades de afeto da família.

A reação da criança faz com que a mãe se sinta muito insegura, uma vez que podem aparecer alterações na sua alimentação, no sono ou condutas regressivas.

Existe uma diferença quantitativa porque a mulher, para cumprir seu papel de mãe e esposa, dividia seu tempo pela metade. Quando nasce o segundo filho, ela é obrigada a se dividir em três, o que exige um reequilíbrio familiar. Sabemos que a demanda de um recém-nascido é intensa e inadiável, e os que acabam se sentindo prejudicados são o primogênito e, freqüentemente, o marido.

A mulher percebe que as demandas aumentam e isso muitas vezes a amedronta. Ela deveria poder pensar, sem sentir culpa, que as necessidades dos filhos são diferentes, portanto, a sua dedicação também deverá ser diferente. **O que importa é a qualidade do contato e não só a quantidade de tempo dedicado.**

Diante da sobrecarga da mulher, o casal às vezes decide que o homem tomará conta em tempo integral do primeiro filho e a mulher passa a se ocupar quase exclusivamente do recém-nascido. Ao nosso entender, essa divisão é inadequada, pois cada um dos filhos estaria perdendo 100% do contato com um de seus pais. Isso é especialmente importante para o primogênito, que se sentirá "abandonado" pela mãe.

Dessa forma, deveriam criar-se espaços e tempos nos quais ambos, mãe e pai, se ocupassem exclusivamente do primogênito, para que ele se sentisse querido e cuidado. Mostrar isso na prática é mais efetivo do que só fazer um discurso amoroso do tipo: "A gente continua gostando muito de você".

Como e quando falar da gestação

Guardar segredo da gravidez ou de outras situações é inadequado e perigoso para com o filho. A mais dura verdade, se bem explicada, será mais bem elaborada pela criança do que o segredo e a mentira, por mais bem-intencionados que sejam. Os pais muitas vezes escolhem o segredo, tentando poupar sofrimento ao filho, porém, o resultado revela-se o oposto. Por exemplo: pais nos consultam aflitos diante de uma criança que desenvolveu fobia a avião, resistindo a viajar, embora antes gostasse de voar. Eles não entendem o acontecido, mas, depois de algum tempo de conversa, lembram que, quando o avô da criança morreu, disseram que ele tinha viajado de avião. A conseqüência dessa mentira foi, por um lado, a instalação da fobia e, por outro, a dificuldade da criança em elaborar a morte do avô.

O melhor momento para informar sobre a gravidez seria quando a barriga começa a aparecer, dado que uma criança de 2 anos só tem capacidade de entender o que é visível e concreto, pois ainda não consegue elaborar pensamentos abstratos. Pensar que o irmão está dentro da barriga da mãe, sem ainda haver nenhuma manifestação externa, continua sendo uma abstração difícil de entender.

Algumas crianças, porém, apresentam modificações de conduta quando a barriga da mãe ainda não apareceu. Isso indicaria que elas "sabem" que alguma mudança está acontecendo e reagem em conseqüência. Nesses casos, é melhor se aproximar do filho e ter uma conversa com ele, tentando descobrir a causa de suas mudanças. Se os pais confirmarem que isso está ligado à gravidez, é melhor começar a conversar sobre o assunto.

Entendemos que os pais devem informar a chegada do irmão de maneira simples e funcional, permitindo que a criança se manifeste conforme seu próprio interesse. A informação necessariamente tem de deixar claro que o novo filho é produto do amor e do desejo dos pais, da mesma forma que ela foi. É essencial esclarecer à criança que o irmão não foi planejado para substituí-la nem para preencher as expectativas e desejos dos pais que não foram atingidos por ela.

A dor e o sofrimento do primogênito perante o nascimento do irmão são impossíveis de erradicar, pode-se apenas aliviá-los. Se a informação a respeito do nascimento não vier acompanhada de uma conduta verdadeiramente afetiva dos pais, nesse momento difícil o filho pode se sentir francamente rejeitado e o ciúme tenderá a aumentar.

Outra conduta à qual se deve prestar atenção é não forçar o primeiro filho a crescer e amadurecer rapidamente, levando-o a ocupar o lugar do mais velho. Muitas vezes os pais dizem: "Não faça barulho que seu irmãozinho está dormindo"; "Tenha cuidado, não o aperte, você já é grande e entende, você não precisa ficar no colo". Mas essas frases são dirigidas a crianças ainda pequenas, que não entendem tal mudança brusca das exigências paternas. **Ontem eram filhinhos pequenininhos e hoje são pressionados a virar quase adultos?**

Como pais, é difícil aceitar que, apesar de dar a informação na hora certa e de forma adequada, não podemos evitar a reação natural de ciúme do filho nem as condutas regressivas perante o nascimento do irmão. A criança pode voltar a chupar o dedo ou querer uma chupeta como seu irmãozinho. Ela se torna mais solicitante e exigente. Lembramo-nos de uma situação real que exemplifica bem tudo isso: uma mãe muito preocupada com seu primeiro filho lhe explica passo a passo tudo o que vai ocorrer, desde o início de sua gravidez. Quando aparece a barriga, informa-lhe que o irmãozinho está dentro dela e o leva às suas consultas obstétricas, em que ouvem juntos os batimentos cardíacos do nenê. Sempre tenta explicar com detalhes como será o momento do nascimento do irmão. A mulher se mostra muito afetiva e compreensiva com o primogênito. Porém, quando ela volta da maternidade com o recém-nascido, o filho lhe diz: "Mãe, você me disse que tinha um filho na sua barriga, que você ia para a maternidade, que meu irmão ia nascer e vocês iram voltar para casa. E agora: quando ele vai morrer?". Imaginamos o enorme susto da mãe diante dessa pergunta. Ela deveria entender que o filho só queria se livrar do irmão que ele achava ter ocupado o seu lugar. Ele queria ter novamente a total dedicação da mãe. Esse é um sentimento universal e absolutamente normal.

Tentando evitar o sofrimento do filho, os pais sempre perguntam qual seria a diferença ideal de tempo entre o nascimento de um filho e outro. Entendemos que dois anos é um espaço que permite à família não ter a sobrecarga de cuidar de dois bebês ao mesmo tempo. Porém, sabemos que cada família tem a capacidade de achar seu próprio tempo e espaço, considerando sua vida, sua disponibilidade econômica e sua maturidade. Todos esses elementos devem ser levados em conta, valorizados e respeitados.

O DESENVOLVIMENTO PSICOSSEXUAL AOS 36 MESES

A sexualidade do ser humano envolve o conjunto de fenômenos de sua vida sexual, não apenas seus órgãos genitais. A sexualidade de uma criança está relacionada ao seu prazer, que pode se localizar em diferentes partes do seu corpo. A boca é a primeira zona erógena, e o prazer, nesse caso, é proporcionado pela sucção, ou seja, não se pode confundir sexualidade infantil com genitália.

Aos 36 meses, a criança inicia uma importante etapa de sua vida, conhecida como fase edipiana. É uma fase que apresenta características peculiares para os meninos e para as meninas, cada um deles obedecendo a processos de identificação com seu pai ou com sua mãe.

Entre os 24 e os 30 meses, a criança passa pela chamada fase pré-edipiana, quando começa a perceber as diferenças anatômicas entre os sexos. A menina, ao observar-se sem o pênis, pensa que o perdeu como castigo por ter se comportado mal, e acredita, fantasiosamente, que é muito pequena e por isso ainda poderá ter um. O menino, ao perceber a diferença, sente angústia, pensando que um dia, por alguma razão, poderá perder seu pênis, como aconteceu com as meninas. É o chamado complexo de castração.

Nesse período, em que nossos filhos estão preocupados com seus genitais, seria importante, na medida do possível, não promover brincadeiras agressivas ou condutas que colaborem com sua fantasia de castração. Às vezes, nós, adultos, não imaginamos nem de longe que estejamos cometendo uma agressão quando, ao trocar a roupa de nosso filho, carinhosamente falamos: "Vou pegar o seu pipi...". Uma brincadeira como essa pode provocar ansiedade na criança, porque a frase, para nós inocente e lúdica, é interpretada ao pé da letra.

Também não deveria indicar-se a postectomia (cirurgia que corrige a fimose) para meninos entre 2 e meio e 5 anos de idade. A fimose é a obstrução da saída do xixi causada por um excesso de pele no local. Quase todos os garotos apresentam essa característica ao nascer, mas, com 18 meses aproximadamente, 60% deles não têm mais o problema. Se necessária, a cirurgia deve ser indicada entre 1 ano e meio e 2 anos.

Para a menina, não é conveniente uma correção cirúrgica da fusão dos pequenos lábios vaginais. Essa anomalia pode aparecer nos primeiros meses de vida, quando é facilmente sanada com o uso de uma pomada que ajuda a separar os pequenos lábios.

Se por acaso uma correção cirúrgica se fizer necessária, esta deve ser precedida de um preparo psicológico e, chegada a hora da intervenção, é preciso oferecer à criança toda a segurança emocional de que ela necessita.

Preferência pelo genitor de sexo oposto

No caminho do desenvolvimento psicossexual, nossos filhos atingem a fase edipiana ou genital, já tendo passado pelas fases oral e anal. A oral, que se inicia com o nascimento e termina com o início da fase anal, caracteriza-se pela localização do prazer na boca, por meio da sucção. A fase anal, que transcorre entre os 24 e 36 meses de vida, centraliza o prazer na eliminação ou na retenção das fezes e urina. Depois, começa a fase edipiana, quando a menina sentirá uma especial atração por seu pai e o menino, por sua mãe. É uma atração que acarreta uma certa dose de sofrimento e angústia para as crianças, porque a própria escolha ou preferência por um dos pais gera culpa em relação ao outro.

A menina identifica-se com sua mãe e quer tomar o seu lugar, fantasiando até mesmo que pode "ter um filhinho com seu papai".

Da mesma maneira, o menino identifica-se com o pai e deseja ser "ele", ou seja, fantasia ter como parceira sua própria mãe. Essa situação provoca uma intensa mobilização emocional na criança, já que ela percebe que tem desejos e pensamentos "perigosos e proibidos". Por isso, freqüentemente surgem sintomas como insônia, agressividade, irritabilidade. São a forma que a criança tem de expressar o conflito criado por sua fantasia, que se intensifica à medida que é guardada como segredo.

Os sintomas que citamos diminuem de intensidade até desaparecer quando a criança compreende que sua fantasia jamais será realizada. A menina entende que não precisa mais "odiar a mãe para conquistar o pai", porque ele não corresponde ao seu desejo na mesma medida. Ela pode, sim, gostar dele, ter muito amor e agradá-lo, mas como filha. O pai, percebendo claramente essa realidade, deve mostrar-lhe a diferença entre marido e esposa e entre pai e filha.

Nesse momento delicado que as meninas e os meninos de três anos atravessam, é aconselhável que os adultos sejam cuidadosos com os pequenos, não rejeitando seu afeto, mas colocando limites nesse contato infantil e sedutor. Nesse sentido, observamos freqüentemente que as crianças tentam beijar seus pais na boca, "como na novela". Os adultos devem evitar se apresentar, mesmo que sem perceber, como o objeto verdadeiro do desejo infantil. Por isso, algumas atividades, como dormir ou tomar banho juntos, devem ser evitadas entre pai e filha e mãe e filho. São atividades apenas restritas ao casal.

Para a criança, é quase impossível entender por que ela deve dormir sozinha quando os pais dormem acompanhados. No entanto, quando esse limite é colocado e assumido por eles de modo suficientemente claro, a criança o aceita e o resultado beneficia a todos.

O pai, especialmente, tem uma função primordial nesse período, pois é ele quem pode estabelecer o limite entre o desejo do filho e a dificuldade da mãe em não ceder às manhas e aos caprichos infantis, uma vez que ela, desde o nascimento do menino ou da menina, vem sendo seu principal objeto de amor.

Emoções confusas

A relação triangular que se estabelece entre pai, mãe e criança parece sempre difícil de resolver. O equilíbrio entre preferência e exclusão, que se evidencia em qualquer triângulo, provoca inevitável desconforto para alguma das partes.

Mas nem sempre a situação triangular é vivida de forma muito clara. Às vezes, por repetidas ausências do pai, por exemplo, o menino pode ficar exageradamente próximo da mãe e até identificar-se com ela e querer imitá-la, brincando de se disfarçar de mulher, pondo brincos etc. Essa é uma conduta que costuma perturbar os adultos, mas que, em geral, se reverte quando o pai consegue se fazer mais presente, em contato e em afeto, tornando a relação familiar mais equilibrada.

Uma relação a dois é sempre mais fácil e harmoniosa. Por isso, a criança costuma ficar mais tranqüila, mais doce e "razoável" quando está só com um dos pais, conforme observamos neste exemplo: Lúcia passa uma tarde calma com seu pai, indo ao clube e depois à casa dos avós. É difícil para o pai e a mãe aceitarem o que acontece na volta. Tudo muda. Lúcia se torna impossível de lidar, intratável. No entanto, sua conduta pode ser facilmente compreendida se olhada por este ângulo: a menina sente, nessa etapa, uma predileção especial pelo pai, adora ocupar o lugar da mãe e viu esse seu desejo totalmente atendido durante o passeio. Ou seja, ela teve o pai somente para ela, e ainda foi o alvo das atenções do vovô e da vovó. Ao chegar em casa, porém, tem de lidar com o que menos gosta: ver seus pais conversando sem lhe dar tanta atenção. E, o que é pior, quando resmunga pedindo ajuda para acabar com sua solidão, obtém como resposta os dois se fazendo de surdos ou tentando livrar-se dela o mais rápido possível.

Lúcia está cansada, teve uma tarde agitada, isso também deve ser considerado. Mas para ela não resta outra saída a não ser contrariar qualquer proposta dos adultos. É a única maneira que encontra para demonstrar aos pais que ela existe e que está sofrendo. Além do mais, para essa criança é inaceitável que o pai, depois de tê-la escolhido para passarem uma tarde sozinhos, de repente esqueça tudo e prefira sua mãe. Nessa idade, não existe meio-termo: é tudo ou nada. Então, se o pai agora prefere estar com sua mãe é porque não gosta mais dela – é assim que a criança entende a situação. Quando os pais compreendem esse ciúme infantil, conseguem acolher melhor os filhos, sem culpá-los. Vamos supor que o pai de Lúcia lhe explique que ele continua gostando dela, mas nesse momento precisa falar com sua mãe. Provavelmente ela não irá se conformar, mas ficará mais claro na sua cabecinha qual é a verdadeira situação. Em contrapartida, o pai não deve se sentir obrigado a lhe dar atenção e a mudar de atitude. É possível que a criança continue intratável, e nesse caso vamos tolerar seu comportamento na medida das nossas possibilidades, pois "ninguém é de ferro". Também é pedagógico para o filho saber que temos limites e que defendemos bravamente nosso espaço quando somos incomodados. Afinal, uma criança cansada, com sono e com ciúme pode se tornar de fato muito inconveniente.

Dissemos que existe uma atração da menina pelo pai e do menino por sua mãe. Isso não significa, porém, que cada um deles não ame o progenitor do mesmo sexo. Mas acontece de esse pai ou mãe se sentirem contrariados e rejeitados, como neste caso: o pequeno Felipe, abraçado à mãe, desafia o pai dizendo "estou de mal, não gosto de você", porque minutos antes ele o havia proibido de mexer em suas ferramentas. Se Jorge, o pai, levar ao pé da letra o que seu filho diz, sentindo-se realmente rejeitado, poderá até responder: "Eu também não gosto mais de você". Com isso, Felipe se sentirá culpado e com medo de que o pai realmente não lhe tenha mais afeto.

Essa conduta nos faz pensar que o pai responde impulsivamente sem contemplar a situação por inteiro, e assim não pode reconhecer e aceitar a necessidade do filho nessa idade, que é de "apropriar-se" da mãe, desafiando-o.

Pode até ser que a criança continue respondendo e fazendo de conta que não se interessa pela resposta do pai enquanto estiver segura nos braços da mãe. De qualquer forma, terá se criado aqui uma situação de conflito sem nenhuma razão, pois o filho, apesar de gostar muito de ambos os pais, precisa, em função de seu próprio crescimento, atravessar essa etapa preferindo um e desafiando o outro. Seria mais adequado aceitar e conter a agressão infantil, tentando deixar claro para a criança que ela tem, sim, o direito de sentir "raiva" do pai nessa hora, mas que isso passa logo, e que ele gosta e continuará gostando muito dela.

Amor e ódio

Os pequenos se expressam verbalmente com bastante precisão, mostram segurança em seus movimentos, gostam de exibir suas novas conquistas e de chamar a atenção dos adultos. Lutam por conquistar um lugar especial dentro da família e no mundo à sua volta, têm mais clareza de seus próprios desejos e querem realizá-los a qualquer custo. Tornam-se, desse modo, teimosos, insistentes e não aceitam razões nem argumentos que contrariem a sua vontade. Pretendem ser dominadores, "pequenos anarquistas", que parecem acreditar no lema: "Se há governo, sou contra".

Quando contrariada, a criança dessa idade é tomada por um sentimento de ódio que não consegue esconder. Uma conduta difícil de ser aceita por pais amorosos. Mário, pai de Mônica, ficou desapontado quando, depois de não querer emprestar seu relógio para a filha brincar na banheira, como ela havia pedido, ouviu a resposta: "Você é chato, não gosto mais de você".

Ódio e amor são sentimentos que permeiam o mundo afetivo do ser humano durante toda a vida, mas é nessa época que aparecem misturados com mais força, e sem nenhuma repressão. Da mesma forma que a criança pode expressar sua raiva com a máxima intensidade, também é capaz de, no instante seguinte, demonstrar com um gesto muita ternura.

Mário poderia dizer a Mônica que entendia que naquele momento ela o odiasse porque ele a contrariara, e afirmar ao mesmo tempo que continuava gostando demais dela. Faz bem à criança ser contida em suas respostas de raiva ou aparente ódio. Quando os pais conseguem aos poucos aceitar as incoerências e contradições dos sentimentos infantis, sem questionar nem duvidar do amor que seu filho sente por eles, a criança aprende a lidar melhor com as emoções. Entenderá que seu ódio é legítimo, porque ela foi mesmo contrariada, mas que esse ataque "não matou o pai" nem impediu que eles continuem se amando no momento seguinte.

Descobrindo o prazer: masturbação

A criança que se masturba revela uma conduta normal e universal. Descobre que pode mexer no próprio corpo e, assim, sentir prazer.

Os pais costumam ficar surpresos e até perturbados ao ver que seus filhos manipulam os genitais das formas mais criativas. A surpresa corresponde à constatação de que a criança está fazendo "coisas de gente grande" e aproximando-se da sexualidade, tema geralmente não muito bem resolvido pelos adultos. A educação repressora, produto de uma sociedade mais rígida e moralista, fez com que nós, quando crianças, não fôssemos bem esclarecidos a respeito de nossa sexualidade. Além de o sexo ser considerado algo proibido e "sujo", não se julgava necessário dar informações. Ainda se pensava que as crianças não tinham capacidade para entender nada sobre esse ou sobre outros assuntos.

Assim como os filhos freqüentemente têm dificuldade em aceitar, e então "negam" a vida sexual dos pais, nós também temos dificuldade em aceitar a sexualidade de nossas crianças. O que aconteceu um dia numa escola maternal corrobora essa afirmação.

E AGORA, O QUE FAZER?

Ao voltar da escolinha, Joana disse para a mãe:
– Hoje, no recreio, eu estava com o Guilherme e ele começou a brincar passando e encostando uma pena bem pertinho da minha xoxota.
A mãe, perturbada com a história, responde:
– Joana, diga para o Guilherme que você não gosta disso, que ele nunca mais faça isso.
E Joana, ingenuamente, porém muito segura, diz:
– Mas eu gostei muito!

A criança cria jogos masturbatórios utilizando as mais variadas técnicas. Brinca de cavalinho apoiando-se nos braços do sofá ou das poltronas; anda como um sapinho, com as pernas abertas, em cima de um brinquedo de pelúcia ou manipula diretamente os genitais, em geral assistindo à televisão, na hora de dormir ou quando parece estar "no mundo da lua" (nesse caso, podemos supor que ela está pensando em coisas que a preocupam, sentindo angústia, e então precisa descarregar a tensão mediante a manipulação genital).

Quando os pais observarem qualquer dessas condutas, devem procurar não se mostrar bravos, nem dizer ao filho que ele está fazendo uma coisa errada. Entendemos o constrangimento se o filho se masturbar na sala, na frente de visitas, por exemplo. Nesse caso, sem lhe chamar a atenção imediatamente, nem fazer nenhuma repreenda pública, os pais podem orientar a criança, explicando que existem atividades que não se realizam na frente dos outros, que são coisas íntimas, particulares. Do mesmo modo que ela aprendeu a fazer cocô no banheiro, pode masturbar-se em seu próprio quarto. Assim, os convidados não serão perturbados nem a criança será privada de seu necessário prazer.

Apenas quando a masturbação ocorre de forma compulsiva, a qualquer hora e em qualquer lugar, tomando o tempo que a criança deveria dedicar a outras brincadeiras, é que essa prática merece algum cuidado. Nesse caso, estaria revelando-se como descarga de uma ansiedade exagerada. E o que deve ser tratado é a causa dessa ansiedade, e não o seu sintoma, ou seja, a masturbação.

Intimidade dos pais

Toda criança nessa faixa etária vive com muita intensidade a relação triangular entre ela, seu pai e sua mãe, e isso a deixa insegura. Ir para o quarto dormir significa ficar fora desse triângulo e permitir que os pais permaneçam, o que gera ciúme e curiosidade. Ela quer saber o que seus pais fazem quando está ausente. Tentará então manipulá-los, chamando um dos pais para ficar com ela – assim conseguirá separá-los – ou pedirá para dormir na cama com eles. Qualquer uma das duas possibilidades acalma, num primeiro momento; depois, pode acarretar dificuldades. A verdade é que o casal precisa de intimidade, e isso deve ser respeitado. Quando os pais cedem aos desejos do filho, dão-lhe um poder muito grande de interferir em seu relacionamento. A criança, então, percebe que consegue separar os pais de fato, mas sente culpa, medo e insegurança por ter um pai e uma mãe tão facilmente manipulados por ela...

Para facilitar a chegada do sono, devemos nos lembrar da importância da passagem entre as atividades noturnas e o momento de dormir. Podemos deixar claro ao nosso filho de três anos que por algum tempo haverá uma espécie de "gostosa prévia" para o seu descanso, que começa quando o conduzimos ao quarto e criamos um clima relaxante. Tudo isso é muito benéfico, bem como fazer com que a casa não tenha muito movimento, para não atrair a atenção da criança. Mas o elemento mais importante é o adulto, pai ou mãe, que vai acompanhá-lo nesse momento. Ele deve transmitir tranqüilidade, paciência e convicção, como se falasse: "Olhe, eu estou com você, mas não vou ceder a manipulações. Você tem o seu lugar de dormir e eu tenho o meu; quem vai dormir com sua mãe (ou seu pai) sou eu e isso tem de ficar claro".

Quando essa norma é quebrada e o filho vai para a cama dos pais, o resultado imediato é uma calma aparente que logo se transformará em muito sofrimento para os três. Na hora que quiserem levar a criança para o seu quarto, vai haver uma nova "guerra". Quando Joãozinho diz "deixa, mãe, só essa noite, eu estou com medo" e a mãe cede, começa a criar-se um hábito difícil de ser desfeito mais tarde.

É importante que os pais não tenham nenhuma pressa na hora de acompanhar o filho até a cama. Se a criança perceber a urgência do adulto, que geralmente é acompanhada de ansiedade, a dificuldade para dormir será maior. Ir para a cama não pode ser uma atividade focalizada apenas do ponto de vista dos pais, como sendo os únicos interessados em que o filho durma. A criança também precisa estar com sono.

O PERGUNTADOR INCANSÁVEL

Por volta dos 3 anos a criança quer saber tudo e pergunta tudo, insaciavelmente, até levar ao desespero o adulto que, por mais que tente dar a melhor resposta, vê que uma resposta sempre leva a outra pergunta, e assim sucessivamente, numa "história sem fim". O que temos a dizer aos pais é: aceitem a frustração de não conseguir dar todas as respostas almejadas pelo filho.

Outra característica dessa etapa é o aparecimento do pensamento lógico. Temos aqui uma questão de suma importância, porque a lógica infantil pode ser bastante diferente da do adulto, mas é tão lógica quanto, além de incrivelmente criativa, espontânea e flexível.

Lembramos o que aconteceu no consultório com um garoto de aproximadamente 3 anos, muito esperto, inteligente e com a firme vontade de conhecer e exercitar o mundo das letras e dos números. A mãe estava muito feliz e orgulhosa das conquistas intelectuais de seu filho. No dia da consulta, o menino se distraía com números e letras de borracha que fazem parte do arsenal de brinquedos do médico. Em um determinado momento, ele pega a letra T e exclama, exultante:

– Olha, mãe, que bonito o número tê!

Um tanto surpresa, a mãe o corrige rapidamente, pensando que o filho cometeu apenas um erro de linguagem:
– É, filho, a letra tê é muito bonita.
Mas ele retruca:
– Não, mãe, o tê é um número, não é uma letra.

A mãe, num misto de frustração, vergonha e raiva, diz rispidamente:
– Você sabe muito bem que o tê é uma letra, como a letra eme ou ele. Os números são coisas diferentes.

Cria-se então um impasse entre a tentativa pedagógica da mãe e o que parecia até aquele momento simples teimosia onipotente de uma criança que pensa que sabe tudo. Num dado momento, pareceu importante interferir nessa discussão sem fim, com a mãe cada vez mais frustrada e impaciente. O médico perguntou:

– João, por que você pensa que o tê é um número?

E o menino, sem pestanejar:
– Quando a gente desce no elevador do meu prédio, desde o sétimo andar, eu vejo os números com as luzes acesinhas e conto sete, seis, cinco, quatro, três, dois, um e tê!

Antes de confrontar nossa lógica tão dogmática com a de uma criança que em princípio nos parece errada, deveríamos indagar sobre a sua lógica. A resposta da criança do exemplo foi tão lógica que, hoje, nos prédios mais modernos, os elevadores não têm mais a letra T, mas o número zero. Afinal, usar uma letra num conjunto de números não tem a menor lógica.

A "indiscutível" lógica infantil

Outro aspecto bastante interessante é a capacidade que a criança tem, a partir dessa etapa de vida, de raciocinar estabelecendo algumas analogias. Consegue equacionar, comparar, perceber igualdades e desigualdades para imediatamente dizer algo que deixa os adultos boquiabertos, como esta outra experiência de consultório. Era a primeira consulta de Gilberto, entre 3 e 4 anos de idade. Ele ficou mais ou menos uns quinze minutos apenas olhando, ora para a mãe, ora para o médico, demonstrando até certo desinteresse, enquanto os adultos conversavam sobre o motivo da consulta e o médico fazia as perguntas necessárias. Num certo momento, Gilberto os interrompe:

– Mãe, você tem o cartão com o telefone da Silmara?
Surpresa, sem entender nada, a mãe questiona:
– Mas porque você quer agora o telefone da fonoaudióloga?
E o garoto:
– Para dar ao doutor.

De fato, a pergunta de Gilberto parecia absolutamente sem lógica, até inadequada, a não ser por um detalhe: o médico, estrangeiro, tem um sotaque bastante carregado, o que fez o menino pensar por analogia: "Se eu, por causa de umas poucas palavras mal pronunciadas, já estou há um ano em tratamento com a fonoaudióloga Silmara, esse médico, que fala tudo errado, tem mais é que ser encaminhado logo para ela!".

Freqüentemente, nós, adultos, pensamos com a nossa lógica que estamos dando às crianças uma explicação correta e verdadeira, mas não levamos em consideração a percepção infantil das coisas que falamos. Assim, podemos acabar não dizendo a verdade tentando diminuir a provável angústia e o sofrimento delas. Aconteceu isso com Maria, de 3 anos, quando sua mãe avisou na escolinha que iria se atrasar para buscá-la. A professora diz para a menina:

– Fique brincando aqui na minha sala porque sua mãe avisou que vai demorar um pouquinho. Perante a demora da mãe, Maria, que estava brincando tranqüilamente, olha fixo para a sua professora e dispara a pergunta:
– Tia, um pouquinho é muito?

Meu filho pergunta sobre a morte! O que eu digo?

Nessa idade, o pensamento, que até agora era concreto, se transforma em abstrato, e assim a criança começa a se interessar e perguntar sobre a morte. Quase sempre, os pequenos abordam o assunto com interrogações do tipo: "Mãe, você é velha?", "Quando você ficar velha, você morre?", ou "Você vai viver muito tempo?". Em geral, essas perguntas nem são feitas com grande carga emocional, mas incomodam o adulto, que se sente mobilizado por elas e precisa dar uma resposta.

Perto das crianças sempre podem morrer pessoas, sejam da família, sejam do prédio onde moram. Elas também vivenciam na rua ou no parque a morte de insetos e outros animais e, às vezes, de seu próprio bichinho de estimação. Tomadas pela curiosidade, elas querem saber tudo que desconhecem, por isso é importante que recebam respostas verdadeiras, claras e que estejam ao alcance de sua compreensão.

Um grupo de crianças está sentado conversando e uma diz:

– A gente morre quando é velhinha, velhinha.
Outra responde:
– Não, meu tio morreu e era jovem.
Ao que a primeira retruca:
– Então, o teu tio se enganou.

Ao responder sobre a morte, devemos falar tudo o que sabemos e pensamos, sem tentar negar nem colocar sobre o assunto um manto de silêncio, só porque achamos que a verdade será angustiante para nossos filhos ou para nós mesmos. Podemos dizer, simplesmente, que porque estamos vivos morremos, e que tudo o que vive morre um dia. Se não houver respostas para todas as perguntas, diga: "Não sei". Nenhuma pessoa sabe quando vai morrer.

Como as respostas para esse tema não são universais, a criança pode se defrontar com informações decorrentes de diversas fontes e crenças religiosas, como conceitos de reencarnação, alma, céu, inferno, vida após a morte etc. Em geral, a crença permite ao ser humano evitar a angústia de pensar na própria morte como um corte definitivo.

As crianças fazem as analogias suficientes para entender o que é importante para elas. Já ouvimos de um pequeno: "Quando a gente morre, pára", comparando a situação à de um motor de carro que "morre na estrada", como disse o pai. Ou então: "Quando a gente morre, fica quieta, não se mexe, cai e fica mais amarelinha", numa comparação com o que a criança já ouviu e viu sobre as "folhas mortas" do outono.

O que de fato a criança quer saber

Françoise Dolto, psicanalista francesa, conta um diálogo muito significativo que teve com seu filho, mostrando que muitas vezes o interesse da criança pela morte ou por outro assunto pode ser diferente daquilo que os adultos imaginam. A conversa aconteceu há muitos anos num meio-dia, hora em que o filho voltava do colégio.

– Mãe, eu ouvi falar sobre a bomba atômica. É verdade que Paris pode desaparecer?
– É verdade, isso pode acontecer.
– Antes ou depois do almoço?
– Poderia desaparecer a qualquer momento, desde que nosso país estivesse em guerra, mas nós não estamos em guerra.

– Mas, e se acontecesse sem guerra?
– Então todos nós poderíamos desaparecer.
– Ah, nesse caso eu prefiro que aconteça depois do almoço.

Foi tudo. O que houve, provavelmente, é que o menino entrou em contato com a angústia provocada pela idéia destruidora da bomba, imediatamente associada à angústia decorrente de sua fome. Uma angústia, para ele, equivalente à idéia do desaparecimento de Paris.

Vale lembrar, a partir desse exemplo, que a criança vive continuamente no momento atual, neste minuto, neste instante, agora. Para que ocultar a morte de alguém ou outro fato importante, excluindo-a do grupo ao qual pertence e negando-lhe uma realidade que também é dela? A falta de informação e a mentira podem ter a intenção de evitar sofrimento, mas todo filho percebe a expressão triste e diferente de cada rosto familiar. Além disso, não contar a verdade significa não lhe dar espaço para questionar, nem permitir que elabore a morte de um ser querido.

Algumas crianças apresentam diminuição considerável do rendimento escolar ou qualquer outro sintoma psíquico ou físico a partir de uma determinada data. Procurando a causa, muitas vezes comprova-se que o fato tem relação com a morte de um avô ou outro familiar, mesmo que o fato não tenha sido comentado pela família. Quando a criança reclama a sua presença, muitos pais dizem que o avô está no hospital porque ficou doente, e nada mais. Tentam desviar sua atenção do assunto, mudando de conversa. Na realidade, a família deveria explicar que o avô está morto, que não volta mais e, se os pais acharem conveniente, até levar a criança ao cemitério para que veja onde foi enterrado.

Além de não contarmos mentiras sobre a morte, não deveríamos desqualificar a criança que chora a morte de seu cachorrinho, seu gato ou peixinho, nem a que guarda os pedaços de uma boneca ou de um ursinho completamente estraçalhado. Para nosso filho, tudo o que ele ama tem vida. Então, por que jogar fora os restos de algo que ele amou e cuidou com tanto carinho? Por que não pensar na possibilidade de ele mesmo se despedir? No caso de um animal de estimação, poderíamos até estimular a criança a enterrá-lo, para que ela viva seu ritual de luto e despedida.

Freud relata em seus escritos uma conversa entre uma menina e sua mãe a respeito do medo da escuridão que nos mostra de uma maneira belíssima a sutileza e a inteligência do pensamento infantil:

– Mãe, diga-me alguma coisa. Estou com medo porque está muito escuro.
– De que isso adiantaria se você, de qualquer jeito, não pode me ver? – responde a mãe.
– Não faz mal. Quando alguém fala, fica claro – responde a menina, de maneira poética e definitiva.

7
POR QUE A FAMÍLIA?

Não há família que possa ostentar o seguinte cartaz: aqui não temos problemas.

Provérbio chinês

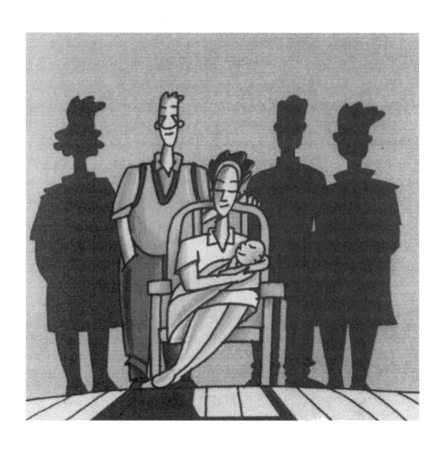

O MEIO NATURAL DA VIDA

A família é o meio natural no qual se organiza e se mantém a vida do ser humano. Quando falamos de família, não nos referimos necessariamente a um casal típico, casado de "papel passado", mas de adultos que garantem a sobrevivência de um recém-nascido. Com o nascimento, a criança, separada do corpo da mãe, pode ser olhada como um indivíduo. No entanto, ainda não está pronta para sobreviver por seus próprios meios.

A família não pode ser considerada uma instituição supérflua, encarada como útil e necessária ou, ao contrário, como uma entidade ultrapassada e inoperante. A família é um organismo vivo, a serviço da preservação da vida.

Embora a espécie humana, comparando-se com outras, tenha o mais alto grau de competência intelectual e psíquica – o que lhe permite enfrentar os desafios do mundo com muito mais recursos que outros seres vivos –, o bebê humano depende dos adultos da própria espécie para receber os cuidados iniciais. E apenas a sobrevivência não basta, uma vez que, para ser reconhecida como um verdadeiro ser humano, a criança precisa adquirir uma série de capacidades motoras, psíquicas e mentais cada vez mais complexas. A humanização progressiva se produz basicamente apoiada na troca emocional e afetiva com as pessoas que com ela convivem.

A ligação afetiva depois do nascimento se traduz em um vínculo que funciona de maneira similar ao cordão umbilical. Esse novo "cordão umbilical", criado na relação entre o bebê e sua mãe, transporta emoções, afetos, angústias, frustrações (elementos presentes em toda relação humana) e os códigos para poder lidar com eles. A diferença entre a verdadeira placenta intra-uterina e a que existe fora da barriga da mãe é que esta última é invisível e intangível. As duas, porém, são tão reais que, na falta de uma delas, a criança não consegue se desenvolver nem sobreviver.

Ao falar de família, não estamos nos referindo exclusivamente a aspectos biológicos, mas aos aspectos funcionais de "cuidadores de crianças". Falamos de quem exerce as funções materna e paterna dentro da família, as quais permitirão o desenvolvimento normal do recém-nascido, que é muito frágil e dependente.

Essa idéia é confirmada pelas famílias adotivas que, quando conseguem oferecer à criança cuidados e afeto, possibilitam a ela um desenvolvimento psicoemocional normal e, bem como um crescimento físico adequado, mesmo não existindo nenhum tipo de laço biológico.

Nos primeiros meses após o nascimento, a relação nutricional e afetiva acontece basicamente com a mãe. Após essa fase, que vai até os quatro ou cinco meses, a criança precisa de uma relação emocional triangular, com a incorporação da figura do pai. A família, então, além de dar nutrição, afeto e proteção, oferece também modelos de identificação e formas de comportamento, funcionando assim como geradora de verdadeiros seres humanos. Ela permite a um recém-nascido indefeso, acuado por necessidades básicas que não pode resolver sozinho, tornar-se, gradativamente, um bebê mais potente, pleno e vital graças aos cuidados oferecidos por outro ser humano que propiciou essa transformação.

Base de lançamento

Outra função da "placenta familiar" é a de formar indivíduos autônomos. Ao oferecerem aos filhos segurança, limites adequados e possibilidade de desenvolvimento, os pais lhes permitem tornar-se indivíduos com forças próprias. A partir dessa "base de lançamento" que é a família, a criança poderá adquirir outras capacidades que lhe facilitarão a conquista da autonomia, e que a manterão no seu permanente processo de desenvolvimento.

A família é a ponte que permite a uma criança transformar-se num ser humano capaz de pensar, falar, resolver suas necessidades, ter emoções e se defender daquelas que o angustiam.

E AGORA, O QUE FAZER?

Podemos descrever diferentes tipos de família (monogâmicas, poligâmicas, matriarcais, patriarcais etc.), porém, isso só interessa para compreender que é uma instituição evolutiva que apresenta mudanças constantes.

Até algumas décadas atrás, ao se falar de família, ficava entendido que se tratava da **grande família** ou da **família ampliada**. Era composta pelos pais, filhos solteiros ou casados, netos, tios (que podiam ser jovens, velhos, solteiros ou casados), cunhados e até de agregados com indefinida ou vaga consangüinidade, pessoas adotadas como sendo "da família". Viviam todos aglutinados, com um especial sentido de ligação – ou até de controvérsia, mas sempre com um forte sentimento de união. Quem se casava não assumia simplesmente a relação com o cônjuge; na realidade, ingressava na família.

Esse modelo de família tinha o sentido da velha estirpe, de herança, mantendo a continuidade de avós para netos. A função da mulher era essencialmente intrafamiliar. O filho era criado no seio dessa grande família, com múltiplas figuras protetoras. A sua sensação de segurança não dependia exclusivamente da figura materna. Avós, tias, madrinhas etc. apareciam como figuras alternativas para proteger e cuidar das crianças.

Por motivos complexos que abarcam aspectos econômicos, sociais e culturais (e que não faria sentido discutir neste livro), a família ampliada começou há algumas décadas um processo de intensa modificação e atomização.

Atualmente, a unidade é a **pequena família** ou **família nuclear**: o pai, a mãe e os filhos. A moradia se tornou menor, reduzindo-se ao indispensável. Já não existem mais salas, pátios, terraços, árvores, áreas verdes. As crianças também não brincam mais nas ruas, o que diminui o convívio com as outras crianças do bairro. Esse espaço é procurado fora de casa, no sítio, no clube, nos parques e, para as crianças menores, nos jardins das escolas maternais, nos clubes, e até nos *shopping centers*!

A família atual

Apesar de acreditarmos que a "nova família" é mais evoluída e livre, está indubitavelmente sobrecarregada, uma vez que todas as decisões importantes recaem exclusivamente sobre o casal, que não mais compartilha as responsabilidades com pessoas consideradas experientes, que antes participavam da família ampliada. Também a criação dos filhos e a sua educação ficam centradas na figura dos pais.

A vida em família não constitui mais, como antes, uma parte muito importante da própria vida. Para as crianças, especialmente, o viver em casa se traduzia, sem nenhum exagero, em quase 100% de sua existência. Hoje, a vida no lar é apenas uma pequena parte da rotina tanto das crianças quanto dos adultos, que têm atividades profissionais, culturais e sociais extradomésticas. Os momentos caseiros costumam ser menos freqüentes em continuidade e tempo. Muitas vezes as casas funcionam exclusivamente como refeitórios e dormitórios. As crianças acabam realizando atividades como natação, aulas de línguas, caratê etc. Algumas têm, assim, uma agenda típica de executivo. Podemos concluir que a criança do nosso tempo possui "menor quantidade de família" do que outrora.

Percebemos que muitos casais jovens, por se sentirem bastante exigidos por um lado e desamparados por outro, e por não terem ou não quererem o apoio da família ampliada, acabam criando situações de incertezas, desacordos e tensões que repercutem sobre os filhos. Dentro do grupo familiar, os adultos se enriquecem mutuamente ao exercer a co-responsabilidade e a tolerância para com as diferenças. Essas são características positivas da vida familiar. Não pretendemos afirmar que formar e manter uma família seja um conto de fadas sempre com final feliz. **As interações familiares, as acomodações e as crises não percorrem caminhos retos, fáceis de transitar. Ao contrário, nesse exercício vital de crescer juntos existem curvas, buracos e freadas bruscas que provocam** surpresa, medo, tensão, angústia e até doenças. Mas, apesar de todos os acidentes de percurso, deveríamos prestar mais atenção às possibilidades que a vida em família nos oferece.

Mesmo sendo impossível prevenir todos os obstáculos, sabendo que cada família escolhe seu próprio caminho, e que costumam aparecer buracos novos em caminhos conhecidos, ainda valeria a pena tentar trabalhar com os "acidentes geográficos" mais típicos do caminho que quase todas as famílias percorrem.

Acreditamos que as famílias deveriam contar com a possibilidade de ajuda para transitar com menos sobressaltos por esse caminho do desenvolvimento grupal, em especial o do desenvolvimento infantil.

A FAMÍLIA E A CRISE ECONÔMICA

Antigamente, as funções do homem e da mulher no casamento eram muito bem definidas, bem como eram baixas as expectativas em relação aos papéis desempenhados. Se o homem conseguisse sustentar a família e a mulher fosse boa mãe e dona de casa, estaria garantida a união. Hoje, o cenário é diferente. As expectativas de um casal são muito mais amplas e, em conseqüência, maiores as frustrações.

Os dois são constantemente exigidos. Da mulher, espera-se que colabore no orçamento familiar, organize bem a casa, dê atenção aos filhos, seja solidária e compreensiva com o marido, atenda às suas necessidades práticas e emocionais. Enfim, que seja boa esposa, mãe e amante. Uma incrível Mulher-Maravilha!

O papel do homem no casamento moderno também sofreu uma mudança fundamental. Ele não é mais o tradicional provedor econômico da família – o que para muitos ainda é difícil de aceitar. O homem é hoje exigido em funções para as quais muitas vezes não está preparado.

Ambos idealizam a relação e esperam dela respostas que outrora o jovem casal procurava em ideais políticos, religiosos, artísticos e comunitários. Esses ideais foram trocados por realizações individuais que têm por meta os bens materiais. Essa perspectiva deixa o casal mais sozinho e desesperançado quando não consegue atingir determinado *status*. **Troca-se o antigo desejo dos jovens, mudar o mundo, pelo de querer encontrar um lugar melhor no mundo.** Na verdade, as famílias do fim do século XX vivenciam uma grande modificação em sua estrutura. As funções materna, paterna e filial tornaram-se mais flexíveis. Porém, esses novos papéis precisam ser aprendidos e praticados. O que antes era predeterminado – bastava seguir as regras estabelecidas – hoje tem de ser recriado. E dá um trabalho...

A começar pelas diferenças entre os sexos. A mulher se liberou dos clichês socioculturais que restringiam seu desenvolvimento como cidadã e trabalhadora. Independente economicamente, pode até enfrentar uma separação e continuar sendo bem-aceita pela família de origem e pela sociedade no papel de divorciada.

Outro fator está relacionado com as diferenças econômicas. O homem, antes provedor por excelência, sofre os efeitos dessa mudança involuntária de papel. É comum ele sentir insegurança por problemas em seu trabalho, dificuldades financeiras, medo de não ser bem-sucedido profissionalmente, o que acaba certamente causando instabilidade nos papéis familiares.

Um terceiro fator gerador de mudanças na família moderna, associado às diferenças entre gerações, diz respeito ao volume de informação recebido por meio da mídia. Fundamentalmente para os adolescentes, esse grande número de informações aumenta e aprofunda o conhecimento sobre outros modos de vida, diferentes dos de seu núcleo familiar, dando-lhes condições de questionar os próprios valores e tentar trilhar caminhos diferentes dos percorridos por seus pais, inclusive sobre o tipo de família que pretendem formar futuramente.

É preciso lembrar que quando falamos da liberação da mulher, não estamos propondo que ela agora ocupe o lugar do homem, mas que possua seu próprio espaço, com menos restrições, o que lhe permitirá tomar decisões com o companheiro. Do mesmo modo, o fato de o homem não ter mais o papel de único fornecedor não significa a perda de seu espaço. Representa, antes de mais nada, que ele perdeu aquele papel estereotipado e rígido que o fazia detentor do poder no grupo familiar e ao mesmo tempo limitava a expressão de sua afetividade e do maior contato com os filhos.

Tudo isso tem um saldo bastante positivo. Como vimos, no esquema tradicional, que felizmente está mudando, a área de domínio da mulher era o lar; o homem trazia o dinheiro e fazia o intercâmbio sociocultural com o mundo externo. Os filhos, considerados "propriedade dos pais", não tinham voz nem voto, ficando marginalizados dentro da instituição familiar e isolados do restante da sociedade. Hoje, as mudanças implicam a possibilidade de resgatar outras funções de cada integrante da família.

É claro que o modelo tradicional ainda impera em muitos grupos familiares. Seus remanescentes comprometem as novas funções que as mudanças sociais hoje impõem. Conseqüentemente, dificultam cada membro de assumir seu novo papel. É preciso entender que só quando as verdadeiras e solidárias funções forem conquistadas, acabará o domínio de uma parte sobre a outra.

Mesmo assim, o interesse coletivo é difícil de ser alcançado. Algumas dificuldades podem parecer insuperáveis, como, por exemplo, quando a família vive uma grave crise econômica. Nesse caso, os papéis podem ficar cristalizados, tornando a estrutura familiar rígida e defensiva. Um de seus integrantes pode adoecer.

As crises econômicas atuam como um corrosivo no relacionamento familiar. Nesses casos, todos querem encontrar um culpado, e é freqüente que o casal entre em conflito. É importante que a família consiga delimitar esse tipo de crise, para que não contamine totalmente o relacionamento, provocando sua deterioração. Sabemos que encontrar o equilíbrio emocional é bastante difícil nessas circunstâncias. Convém lembrar que, do mesmo modo que os fatos e comportamentos sociais se refletem na família, o pequeno grupo familiar também pode influenciar as estruturas sociais.

AS FUNÇÕES FAMILIARES

Sabemos que a família é a instituição humana na qual os lugares que seus membros ocupam estão claramente definidos por suas funções. A observação em princípio é exata e parece indiscutível no que se refere aos aspectos biológico e reprodutivo. As funções biológicas da família são facilmente entendidas. Já as psicológicas exigem ainda um profundo esclarecimento. Há muitas dúvidas, por exemplo: quais são as funções maternas? Quais são os alcances e limites da função paterna? O que sabemos é que, para o bom funcionamento familiar, em geral, e para o bom desenvolvimento da criança, em particular, é necessário que cada integrante da família aceite e cumpra as funções específicas que lhe cabem.

A função de filho tem características próprias que influenciam as condutas paterna e materna. **Embora se fale enfaticamente que perante os pais todos os filhos são iguais, sabemos que não é assim: todos os filhos são muito queridos, mas a qualidade e a manifestação do afeto são diferentes. Os pais não devem ficar aborrecidos com isso, dado que não constitui um pecado, pois cada filho origina sentimentos, afetos e condutas certamente distintos.** Com um dos filhos podemos colocar limites adequados e de maneira tranqüila; com outro, ficamos mais complacentes, menos limitantes e achamos sempre uma explicação, mais ou menos racional, para justificar a impossibilidade de frustrá-lo.

As funções materna e paterna não se exercem de modo igual com o primeiro, com o segundo ou com outros filhos que se incluam posteriormente no grupo familiar. Cada filho é um ser que tinge os vínculos familiares com cores muito peculiares. Não podemos falar "dos filhos" como entidades sem forma nem características próprias. Os pais também são diferentes em cada nascimento, pois se encontram em etapas evolutivas distintas, com mais ou menos conhecimentos e experiências de vida. Ao mesmo tempo, cada filho tem sua marca pessoal. O primeiro, por exemplo, põe em evidência a inexperiência e a ansiedade dos pais; o segundo abre o capítulo da divisão de afetos e do ciúme do primeiro filho, e assim sucessivamente. Observamos que cada um deles terá a sua própria história, de acordo com o lugar que ocupe dentro da família. Também a experiência é diferente quando se nasce numa família em crise (doença, luto, problemas afetivos ou financeiros) ou que, contrariamente, está num momento de realizações, tanto profissionais quanto pessoais e econômicas.

A função dos pais é implicitamente aceita no momento de formar uma família, o que, em última instância, significaria, no plano teórico, ter conhecimento e consciência dessa função. Ledo engano! A grande maioria dos adultos que forma um casal e depois tem filhos dificilmente recebeu noções sobre as funções que deverá desempenhar. Tudo fica dependendo do acaso e da "criatividade" – qualidade que, sem a base da informação e orientação adequadas, pode resultar em algo dúbio, difícil e angustiante.

Em contrapartida, as funções familiares, embora tenham certas zonas de confluência, precisam manter as características que identificam e diferenciam a função materna da função paterna. É importante que fique claro o que cada um deve fazer em relação à criança. Há situações que não podem ser delegadas nem proteladas.

A família é uma instituição sustentada, entre outras coisas, pela tradição e pela cultura. Não duvidamos que cada pessoa traz, para o cumprimento de sua função familiar, a imagem que aprendeu e guardou dessa função na sua família de origem. A geração anterior tem assim uma enorme influência no estabelecimento dos papéis na nova família.

É curioso que a nossa fantasia, quando nos casamos, seja a de formar uma "família totalmente original", nova e diferente da de nossos pais. Mas, na verdade, acabamos reproduzindo muitos dos modelos aprendidos ou tentamos nos diferenciar "fazendo tudo diferente". Portanto, observa-se que o modelo familiar é utilizado tanto para ser imitado quanto para ser contestado, o que de fato significa que ele sempre acaba funcionando como modelo. A família tem uma função educativa que deveria começar desde o nascimento do filho. Nós, pais, assumimos a função de protetores e provedores mais facilmente que a de educadores. Isso acontece por diferentes motivos, centrados na dificuldade da nossa própria educação ou pelo estresse da vida moderna, que nos impede de estarmos mais com nossos filhos – situação que nos enche de culpa. Em conseqüência, não nos damos o direito de desenvolver o papel de educadores. Educar inclui também a colocação de limites e, conseqüentemente, o ato de frustrar. Porém... "coitadinhos, estamos tão pouco com eles que não queremos gastar mal esse tempo contrariando suas vontades e desejos", pensam os pais, provocando, assim, na relação com os filhos, um "vácuo de autoridade", no qual as crianças são quase empurradas a conviver num clima de perplexidade e desorientação. Muitas crianças "dominam" suas famílias, transformando-se no foco central das preocupações. Assim, os pais perdem seu lugar, e também os filhos.

A função materna

Toda mulher mantém com o filho uma troca de sentimentos valiosos e positivos. Porém, da mesma forma que nutre e irriga, muitas vezes essa torrente de sentimentos provoca inundações e, caso escassa, terríveis secas. Os sentimentos, como a chuva, dependendo de seu volume e qualidade, podem ser valiosos (o que em geral acontece) ou podem provocar situações inadequadas.

O sentimento maternal tem força de instinto e é também influenciado pela cultura. Com a Revolução Industrial, a mulher foi levada a se afastar do lar para converter-se em trabalhadora. Assim, a função materna ficou deturpada. No começo do século XX, a mulher vive outra mudança na sociedade: seu âmbito volta a ser o lar e a sua função materna, enaltecida. De maneira oposta, com a Segunda Guerra Mundial, a mulher é novamente chamada para o trabalho braçal, a fim de ocupar o espaço deixado pelos homens convocados para a guerra. Nos dias atuais, ela tenta desempenhar a função materna com eficácia, enquanto assume seu lugar como trabalhadora. Vemos assim como a função materna é passível de receber influências que se originam das necessidades sociais e econômicas.

O sentimento maternal, que existe em quase todas as mulheres, não é eficaz nem suficiente como único mecanismo para que a mulher exerça proveitosamente sua função materna, da mesma forma que o fato de ter seios não garante o aleitamento.

Algumas mães têm o dom de, intuitivamente, penetrar e conhecer o mundo interno de seu filho, e assim descobrir ou decodificar suas necessidades. Essas mães "nasceram" com esse dom, que as faz ter uma compreensão sempre justa e sintônica com as necessidades da criança. Outras podem não possuir esse dom, mas por meio de informação, orientação e pela própria experiência amorosa de cuidar do filho conseguem adquirir eficácia no desenvolvimento dessa capacidade. Essa função implica esforço e trabalho duro para as mães, porém, é sempre muito gratificante.

Em geral, as mães amam seus filhos, e por isso muitas vezes dormem pouco, observam demais, sofrem e se angustiam, fazendo por eles mais do que humanamente podem. E assim, por fazerem mais que o justo, não fazem exatamente o justo.

Uma mãe que passa a noite com seu filho no colo – não por ele estar doente, mas por ter adquirido um hábito errado, por falta de limites ou por outras inadequações – se sacrifica muito, perde seu descanso merecido, torna-se intranqüila e angustiada. Ela pode pensar e sentir que é uma mãe exemplar, heróica, porém, na realidade, não está fazendo o justo. Não faz o justo pela criança, dado que não lhe dá uma pauta coerente para que aprenda a respeitar os limites e ter hábitos adequados, para impedir que interfira no descanso noturno. Ao mesmo tempo, não dá ao filho condições de segurança afetiva para que ele, tranqüilo e confiante, possa se separar dela. Não faz o justo por ela mesma, porque acaba ficando muito cansada (no dia seguinte, de mau humor, não faz de novo o justo pelo filho), e também não faz o justo pelo marido, que fica irritado e em "situação de abandono noturno" pela mulher, que só acolhe a criança.

O adequado seria primeiro verificar se existem causas orgânicas e emocionais que levem a criança a chorar indefinidamente à noite. Quando a criança não apresenta quadros orgânicos, devemos observar as dificuldades que eventualmente existam na relação mãe/filho para motivar noites maldormidas.

A função materna representa uma exigente e peculiar experiência humana, que necessita, para o seu cumprimento, do apoio e da solidariedade de todos os que têm contato com essa "mulher-mãe". A maternidade faz parte de uma série de experiências de perda que é conveniente mencionar. A gestação significa a perda do antigo corpo. O parto, a perda do filho que ficou alojado intimamente no corpo por nove meses. A presença ativa do pai marca, senão a perda, o fim da estreita relação simbiótica que a mulher tem com o filho nos primeiros três meses de vida. O desmame significa a perda do contato contínuo, "pele com pele", com a criança. Quando o filho começa a andar e/ou a se alimentar sozinho, marca o fim dos cuidados dependentes. A escolinha e o aparecimento de outras pessoas importantes na vida da criança provocam a perda de uma relação fechada e exclusiva. Poderíamos continuar com uma longa lista de situações de perda, às quais a mãe deverá se adaptar durante o desenvolvimento do filho. Ela deve compreender que o filho não provoca as perdas, mas que elas fazem parte do processo de crescimento. Dessa forma, os filhos não podem nunca ser cobrados pela dor que a separação provoca.

A função materna, em geral, é um papel que aparece quando a mulher já está desempenhando outro papel, o de esposa. Deve ficar claro que a nova função não significa o abandono ou a marginalização da antiga. Podem acontecer momentos de adaptação, acomodação e cooperação, mas não de abandono. E antes de ser esposa ela tem um papel fundamental: ser mulher. Portanto, deverá continuar cuidando de si mesma e enriquecer-se do ponto de vista sociocultural etc. A maneira como ela conseguir equilibrar esses três papéis, o de mulher, esposa e mãe, poderá colaborar ou não com o seu próprio crescimento e o de sua família.

Toda criança precisa de uma mãe e de um pai para seu bom desenvolvimento. As duas funções são imprescindíveis. Por isso, a mulher deveria poder criar uma ponte que ligue o filho ao pai. Isso se deve ao fato de ela ter maior convívio e fluidez na relação com o seu filho e, simultaneamente, ao fato de o pai, às vezes, ter dificuldades, não encontrando a maneira de se aproximar da criança. Ajudar o filho e o marido a atravessar essa ponte é uma das funções maternas mais importantes e solidárias dentre as muitas que ela exerce.

A função paterna

Apesar dessa função parecer menos intensa e imediata que a da mãe, não é menos definida, concreta ou necessária para o futuro equilíbrio emocional da criança. Estamos tão habituados, do ponto de vista social e cultural, a evidenciar na mãe a figura que cuida e interage com os filhos, que falsamente outorgamos uma importância menor à figura do pai. Isso se torna evidente quando vemos a quantidade de livros e trabalhos publicados sobre a maternidade, enquanto há muito poucos sobre a função do pai.

O exercício dessa função, bem como o da função materna, acontece de forma paralela às etapas evolutivas do filho. Quando ele acaba de ser concebido, observamos quanto a função do pai é relevante – ao oferecer confiança à esposa, ser solidário e, fundamentalmente, proporcionar a ela a contínua sensação de que as alterações físicas, de humor e psicoemocionais que ela apresenta não serão causa de rejeição e afastamento por parte dele. Assim se construirá um novo e transcendente nível de ligação. O marido, ao cuidar de sua mulher, cuida do filho. É assim que começa a exercer a função paterna.

Após o nascimento, o pai pode oferecer a mamadeira e trocar as fraldas, assim como compartilhar, quando possível, a hora do banho do bebê. Achamos, porém, que a função paterna de apoio à mãe não pode significar um "ato competitivo" (muitas vezes inconsciente) que interfira nem substitua as funções da mãe. Há funções especificamente maternas e outras que, além de corresponderem à mãe, não devem transformar-se em confusão para o filho. Ele precisa de uma mãe e de um pai, jamais de duas mães.

Observamos, algumas vezes, pais que não conseguem perceber a diferença entre "estar em casa" e "estar com a família". Eles conseguem estar "ausentes" para os filhos até mesmo quando se encontram no lar. Permanecem isolados, escondidos atrás de um jornal, de um computador ou de qualquer outro objeto ou tarefa, sem ceder alguns minutos para compartilhar com o filho. A função do pai também se define pela qualidade e não pela quantidade de tempo de contato com a criança.

É oportuno que o homem fique "ao lado da mãe" e "diante do filho" em determinados momentos do dia, como a última mamada, o momento do banho, a última fiscalização feita pelos dois, juntos, no quarto do filho já deitado e ainda acordado.

Durante seu crescimento, o filho necessitará fisicamente do pai como alguém que cuida dele e que também brinca: uma figura forte e segura. Ser carregado nas costas do pai, como se fosse um valente cavaleiro montado em um poderoso corcel, representa metaforicamente uma das muitas experiências importantes que fortalecem a relação pai/filho. É importante ter em conta que, nessas interações, a criança também pode tomar a iniciativa. O jogo é uma atividade que, por sua condição psicológica particular, deve ser cumprida a partir da criança. Em princípio, o pai pode convidar seu filho para brincar, mas se o convite não for aceito, a tentativa precisa ser abandonada sem nenhum sentimento de frustração nem de rejeição por parte do adulto.

Outra qualidade típica da função paterna é fazer com que a criança sinta que pode contar com o pai. Ou seja, quando o filho o procura, o encontro deve acontecer, mesmo que a criança às vezes interrompa o pai em sua leitura ou tarefa para perguntar-lhe alguma coisa. Porém, devemos ficar atentos para detectar se a conduta do filho não é uma tentativa de ocupar "todo" o tempo do pai. Isso deve ser tratado, como qualquer outro aspecto da educação infantil, por meio da colocação de limites, mostrando ao filho que as atividades do adulto também merecem respeito. Isto é, a criança também não deveria se sentir rejeitada ou ficar com a sensação de estar sempre incomodando, especialmente no caso de a atividade do pai não poder ser protelada ou interrompida. Fingir que abandona sua atividade e dar uma atenção falsa (pseudo-atenção) ao filho, quando o pai ainda está preso e concentrado ao que fazia anteriormente, também não resolve a questão. Se agir dessa maneira, estará emitindo uma dupla mensagem que interfere no desenvolvimento infantil, pois a criança não entende as situações contraditórias. Quando o pai diz: "Não posso brincar agora", deve ser para valer. E quando se dispõe a estar com o filho, tem de fazê-lo de corpo e alma.

Os filhos se sentem estimulados quando auxiliam o pai em pequenas tarefas. Se sentem importantes quando ele lhes determina funções, como segurar uma lanterna ou pegar a caixa de ferramentas. Mas é preciso aceitar também que essas "ajudas" freqüentemente são interrompidas e abruptamente abandonadas pela criança. Devemos lembrar que a criança "está vivendo", e não trabalhando.

Outro ponto importante é passear com os filhos, compreendendo, porém, que o passeio é aquele que o filho quer fazer, e não o que o pai gostaria. É desnecessário dizer que levar o filho ao encontro semanal de colecionadores de moedas ou de selos, além de inadequado, vai provocar reclamações da criança depois de alguns minutos.

Vale assinalar que, embora compartilhar tarefas, organizar passeios e brincar sejam situações prazerosas e importantes para o fortalecimento do vínculo entre pais e filhos, o pai não deve ser "outra criança". O filho precisa de um pai com uma imagem forte e protetora, e não a de um "moleque" igual a ele, o que lhe provocaria confusão e insegurança. Brincar "como amigos" é uma coisa, assumir mais a postura de amigo que a de pai é outra. Dentro de casa, a criança precisa de um pai. Fora, ela vai procurar e encontrar amigos.

Em famílias com vários filhos, além dos passeios grupais, é válido que o pai realize (dentro do possível), em certas ocasiões, passeios com cada um deles em particular, desfrutando de momentos de total exclusividade e respeitando as idades, preferências e peculiaridades de cada um. Ter toda essa disponibilidade e entrega para com os filhos não é uma tarefa fácil. Mas quem falou que ser pai é moleza?

Todo pai se encontra sempre na posição de modelo e provavelmente é nisso que reside o essencial de sua função. Dessa forma, a eficácia da conduta paterna em relação ao filho se fundamenta na atitude do pai diante de si mesmo e da criança. É difícil para a criança entender que não deve ser impaciente, explosiva ou insultar, se sempre que um inconveniente ou desavença acontece, seja no trânsito ou no campo de futebol, ela vê o pai ficar nervoso, irado, dizendo impropérios.

As noções de certo/errado, honesto/ desonesto etc. também podem provocar intensa contradição na criança quando seu pai, que sempre estaciona em fila dupla, joga sujeira na calçada etc. etc., tenta dar noções teóricas de ética, bons costumes e cidadania ao filho que acaba de cometer alguma pequena infração.

Existe outro tipo de pai, além do ausente e do contraditório, que podemos chamar de "sedutor". Percebendo que não consegue dar ao filho a sua presença, trata de compensá-lo comprando de forma compulsiva brinquedos sofisticados e caros, satisfazendo seus mínimos desejos, como forma de aplacar a própria culpa. Isso gera um tipo de carência (obviamente não do tipo material) que vai provocar inadequações na evolução da criança.

Das pequenas distorções que podem surgir na função paterna, uma é o aparecimento de uma certa "rivalidade" velada ou manifesta, que se estabelece com o filho. Não duvidamos que muitos pais se sentirão indignados ao ler tal afirmação. Podem negar conscientemente sentir ciúme do filho, mas essa é uma situação bastante comum, que tem início bem cedo, logo após o nascimento. O pai sente que está sendo marginalizado, desatendido; imagina que o filho está "roubando" sua mulher e acaba competindo com ele. Em muitas situações se trata simplesmente da não aceitação, por parte do homem, das novas exigências familiares. Porém, cuidado! Às vezes há um real desequilíbrio das funções, e um descuido da função esposa em detrimento da função materna.

A função paterna é cumprida, então, de maneira direta em relação aos filhos e também por intermediação com a mãe. A criança deve sentir com muita clareza que o que a mãe determina conta com o apoio solidário e com a aprovação do pai e vice-versa.

A função filho

A criança não é um simples beneficiário que se encontra no centro da família para receber apoio, segurança, afeto e educação. Ela tem todos esses direitos, sim, mas também possui deveres e obrigações. O filho se faz, assim, "portador de uma cultura", e por meio dele se perpetuam os modelos sociais e familiares.

A tácita "obrigação" da criança consiste em se adaptar às normas de sua família. Diante dos desejos e exigências individuais da criança encontra-se a organização familiar, que tem contornos precisos e funções predeterminadas. Isso não significa rigidez nem modelos estereotipados. Os pais devem possibilitar que o filho ocupe seu lugar, mas sem monopolizar a atenção nem interferir nas funções conjugais. Ele precisa ser capaz de aceitar o afeto compartilhado entre pai e mãe e entre os pais e os seus irmãos. Essa aceitação significa reconhecer que os pais exercem diversas funções, diferentes e concomitantes. Tal reconhecimento não surge espontaneamente: a criança chega a ele pela experiência que deve adquirir do próprio funcionamento familiar, desde o início de sua vida.

A maior dificuldade no exercício da função de filho é lidar com o ciúme, que se revela nas tentativas de interferência com os pais e, principalmente, quando surge um irmão.

Se a criança, antes do nascimento de um irmão, foi criada com uma clara e direta percepção dos limites entre as funções e as pessoas que formam sua família; se conhece as normas de funcionamento e, além de conhecê-las, já as incorporou, aceitará mais facilmente a chegada de irmãos à constelação familiar.

O ciúme surge não apenas quando a criança tem de compartilhar seus direitos com o irmão. O que ela, na realidade, não aceita compartilhar são os privilégios, ou seja, o que possuía como usufruto indevido e injusto por sua condição de filho único.

Pais justos e coerentes sempre encontram a conduta adequada para cada uma de suas crianças. Pensamos que é uma simplificação perigosa achar que devemos tratar todos os filhos igualmente. Ao contrário, o tratamento deverá ser diferenciado, não como um princípio de injustiça e parcialidade, mas como o reconhecimento das diferenças e das distintas necessidades funcionais de cada filho.

Por não ter seu papel claramente delineado, a função filho se configura pela sutil inter-relação com as demais funções familiares. Dessa forma, a criança será tanto "mais bem criada e educada" quanto melhor se conduzirem com ela os responsáveis pela outras funções familiares, ou seja, o pai e a mãe.

A função irmão

Assim como os pais oferecem ao filho experiências de equilíbrio e segurança na vida cotidiana, os irmãos permitem seu contato com momentos de desequilíbrio e insegurança ao estimularem situações conflitantes de ciúme, inveja e agressão. Dessa maneira, eles o preparam para futuramente enfrentar os inconvenientes que a sociedade no dia-a-dia vai lhe apresentar.

Essa é uma importante função exercida por toda a família, na qual o irmão assume um papel essencial, uma vez que, com sua chegada, a criança encontra um rival que lhe tira parte do que até então era de seu uso exclusivo. A rivalidade inevitável é para toda criança uma experiência social muito necessária, que engloba o transcendente ensinamento de poder compartilhar tanto os bens físicos quanto os afetivos.

Nas famílias adequadamente constituídas, o primitivo sentimento de rivalidade evolui rapidamente para formas de cooperação. Isso é um sinal de boa saúde familiar, mesmo que resíduos de ciúme e de inveja se mantenham e se revelem em irmãos adultos. Eles podem entender melhor esses sentimentos ao falar deles, em vez de simplesmente vivenciá-los ativa e agressivamente, como acontece com as crianças.

Quando observamos, em algumas famílias, que os sinais de cooperação e amizade nunca aparecem – ao contrário, os irmãos pouco interagem, não conversam, estão sempre em conflito –, muito provavelmente as atitudes solidárias na família não foram desenvolvidas de maneira adequada.

Nós, pais, não deveríamos estabelecer comparações entre os filhos, nem propor um deles como modelo exemplar a ser imitado pelos outros. Essa conduta gera desarmonia e o aparecimento de ciúme entre os irmãos.

Cada filho é uma experiência original e única na vida familiar. Possui seu próprio matiz, peculiar e incomparável. Devemos aceitar que um filho seja um aluno brilhante e outro não, ou que um deles se sobressaia nos esportes e o outro nem consiga chegar perto ou chutar com eficiência uma bola de futebol.

Pensamos que a rivalidade entre irmãos se traduz em uma significativa, porém normal, "luta agressiva". Paralelamente, admitimos como justo e adequado que a relação entre irmãos seja particular e privativa. Ou seja, os adultos não deveriam intervir e muito menos interferir. Se juntarmos as duas idéias, da conduta normalmente agressiva entre irmãos e a da privacidade, concluiremos que a criança tem total direito de possuir dentro de seu universo segredos, mistérios, pactos, leis e atos de justiça próprios.

Os pais deveriam aceitar a ocorrência de pequenas "injustiças, agressões e penalidades" entre os filhos. Quando interferimos podemos, injustamente, reprimir um dos filhos, uma vez que a cena já aconteceu e iremos considerar apenas uma parte, que é o momento da briga, como sendo a totalidade da situação. Se uma criança é punida ou de alguma maneira rejeitada ou excluída pelos irmãos no desenrolar de uma brincadeira ou tarefa conjunta, muito embora essas punições ou exclusões pareçam injustas, será preciso, salvo em situações muito especiais, que os pais não intervenham, pois, certamente, essa dose de injustiça ensinará esse filho a se defender das exclusões e injustiças que o aguardam vida afora.

Devemos interferir quando, por exemplo, a prepotência de um irmão se torna uma conduta exercida de maneira regular e sistemática sobre os outros. A atuação dos adultos, porém, não é para fazer justiça, mas para tentar pesquisar uma razão mais profunda que esteja distorcendo a relação dos irmãos. O que acontece entre eles, afinal, não é mais que um reflexo daquilo que provavelmente ocorre na dinâmica de toda a família.

Seria bom evitarmos atender às queixas de um irmão em relação ao outro porque, por mais justos que queiramos ser, nunca agiremos imparcialmente, pela simples razão de que as leis que regem o mundo infantil são íntimas, peculiares e não se adaptam às normas e ao senso de justiça dos adultos.

Nos casos em que a agressão seja aguda e sistemática, revelando a existência de um conflito, devemos procurar ajuda psicológica para cuidar melhor do problema.

Outro aspecto importante na relação entre irmãos é o da injustiça que resulta dos pais que permanentemente determinam que o filho mais velho assuma uma postura de tolerância e proteção, porque "o seu irmão é pequeno". Todos os filhos precisam ser respeitados; eles, espontaneamente, deveriam decidir sobre a necessidade de proteção ou de como negociar os direitos de cada um.

Habitualmente defendemos o filho que parece mais fraco ou prejudicado – um comportamento que deveríamos revisar e tentar não repetir, pois sempre gera problemas.

Um filho único, com freqüência, apresenta dificuldades para o convívio social. Tem, em geral, pouca tolerância, pouca capacidade de frustração, e acaba sendo mais egoísta. Essas crianças, quando têm pais que aguçam sua condição de únicos, não sabendo colocar-lhes limites e aumentando seus privilégios, podem permanecer por longos períodos com essas características.

Inversamente, quando os pais conseguem manejar e equilibrar melhor a situação dentro de casa, o filho único será capaz de, mais tarde, mediante o contato com primos, amigos e colegas de escola, usufruir de uma relação entre iguais que ele não teve, e assim obter uma conduta adequada, sem privilégios nem protecionismo.

Pensar e refletir a respeito das funções familiares é importante, porque a criança precisa de um pai, de uma mãe e, eventualmente, de irmãos para atingir um adequado desenvolvimento psicofísico. Além do mais, a criança merece a permanente reflexão dos pais a respeito dessas funções, que assim poderão ser trabalhadas apropriadamente com nos diferentes estágios evolutivos que a criança percorre em seu crescimento.

Avós: a força do passado

Nas primeiras consultas dos jovens casais e seus filhos recém-nascidos, ou naquelas entrevistas feitas antes do nascimento com o futuro pediatra, é comum ouvir frases do tipo "quero ser diferente dos meus pais", "não vou ser igual a eles". É como se, com um "passe de mágica", tentassem incorporar o papel de pais esquecendo o vínculo com os seus próprios. Atuam como se pudessem encontrar uma identidade como pais por meio da discriminação absoluta do próprio passado.

Essa atitude tem importância como demonstração da vontade de independência dos novos pais. Mas é bom que fique claro que o objetivo de esquecer totalmente o passado e fazer tudo diferente é muito difícil. Grande parte da história familiar está por demais viva, marcada "a ferro e fogo" e de maneira definitiva em toda a nossa formação, influenciando nosso presente e nosso futuro como pais.

Muitos processos educativos – a maneira de lidar com as tensões, a angústia, a frustração, os afetos, os esforços de adaptação a toda essa constelação afetiva etc. – fazem parte da nossa experiência anterior. Talvez na hora de agir como novos pais isso não esteja claro nem consciente, mas diversos padrões de conduta que aparecem em situações relacionadas aos nossos filhos mostram o peso e a influência do modo como nossos pais agiram conosco.

As experiências infantis sempre voltam à lembrança. O passado vivido no papel de filhos pode ser lembrado, sendo questionado ou não, com o firme propósito de enriquecer nosso presente como pais. É nesse novo papel que vamos resgatar coisas positivas na maneira de agir de nossos pais; porém, fica claro que devemos ter cuidado para não repetir ou copiar todas as abordagens que remontam a essa época.

Tentar diferenciar-se e tornar-se independente do modelo de nossos pais não significa necessariamente aboli-los dentro de nossa função. Gostemos ou não, partimos de um modelo conhecido (o de nossos pais) e poderemos imitá-lo ou contestá-lo, mas nunca negá-lo.

Existe uma importante força entre gerações de avós, pais e netos. Essa força vem da transmissão de conhecimentos de forma natural, não-estruturada, fundamentada na interação e na experiência conjunta por meio da sabedoria dos avós – geralmente útil, mas que, às vezes, torna-se dolorosa para todos. A dor pode ser apenas deles, quando muitas vezes têm de ficar calados, guardando sua opinião, mas pode ser também dos filhos, no caso de avós que interfiram muito, tornando-se inadequados com sua crítica.

Os avós deveriam tentar, em primeiro lugar, dominar o impulso de dar ordens e de impor modelos prontos para mostrar sua competência, o que, por sua vez, aponta a incompetência dos filhos. Em segundo lugar, deveriam se conscientizar de que sua ajuda, tanto econômica quanto afetiva, não lhes outorga poder nem dominação perante os filhos. Em terceiro lugar, deveriam oferecer sua experiência, no momento em que for solicitada, como uma simples sugestão, e não ficar magoados quando ela não é aceita.

Os avós precisam ter, ainda, a sabedoria de entender a resistência dos filhos em recorrer a eles à procura de conselhos: isso é inerente à luta pela independência, e os mais velhos nunca devem vê-la como um ataque agressivo à sua função. Na realidade, é uma "luta cultural" entre pais e filhos.

Quando os avós conseguem abrir um espaço sem questionar permanentemente os filhos, mas associando-se a eles e tratando-os como verdadeiros adultos que merecem respeito, pode-se criar uma nova relação que permite até aos avós tentar corrigir certas condutas ligadas à educação de seus filhos. Além disso, proporciona a eles um crescimento tranqüilo na sua difícil e nova função de pais.

Se os avós também pudessem reconhecer seus erros como pais, sem tentar repará-los nos netos, mudando sua imagem de pais absolutamente autoritários em avós sumamente permissivos, mostrariam uma conduta honesta, que seria de maior proveito para os filhos do que repetidos e insistentes conselhos.

Reconhecemos que conseguir esse equilíbrio é complicado, pois os avós apresentam um enorme desejo de cooperar e de participar da vida e da evolução do maravilhoso e dependente bebê que acaba de nascer e que estimula intensas emoções.

Para as crianças são importantes as tradições e modelos familiares, porque formam a base para o seu desenvolvimento. A imagem que elas vão fazendo de si próprias sempre estará ligada à sua origem. A noção de continuidade e transcendência que precisam ter é contida e transmitida pelas histórias e lembranças que os avós contam de uma maneira muito especial e saborosa.

As sociedades modernas, industrializadas, perderam grande parte dessa continuidade familiar e, de alguma forma, pagamos um preço alto por isso. **A falta de valores, de ética e de modelos identificatórios deixa um espaço que é preenchido pelo individualismo, pela competitividade, pelo poder e pelo dinheiro como valores dominantes em nossa cultura.**

Sabemos que algum grau de competição entre pais e avós é natural. Isso pode ser aceito e discutido sem se transformar em verdadeiro problema. É importante que mãe e filha fiquem atentas ao tênue e sutil aparecimento desses primeiros sinais competitivos, e que justamente por isso são mais fáceis de consertar.

Com a figura da sogra não é difícil precaver-se do problema. Existe um certo folclore que envolve as relações entre sogras e noras ou genros. Acontece que, às vezes, os avós parecem esquecer que aprender a cuidar do filho é algo que se dá mediante tentativas e erros, e não só acertos, e que essa é uma experiência que os pais devem viver por sua própria conta e risco. Precisam ter em mente que é mais fácil para eles lembrar-se das coisas que fizeram com adequação do que das que não deram certo, mas que de fato existiram.

Sabemos que é complicado para os avós entender que um filho esteja tendo, segundo seu julgamento, uma conduta inadequada, que poderá prejudicar seu neto, e se calar sem poder intervir. Na realidade, o impulso é o de "pôr a mão na massa" e dar todos os palpites que desejam. Nesse braço-de-ferro entre gerações, acontecem desencontros simplesmente por não se conversar a respeito. Existe, porém, uma grande vantagem que deveria ser mais bem aproveitada, que é a da mudança de papéis. Agora todos são pais, todos são iguais. Agora poderiam falar de pais para pais, criando uma nova relação, solidária e cooperativa.

As famílias precisam de família. Mais cedo ou mais tarde temos certeza de que as figuras familiares, como os avós e os tios, vão voltar a ser reconhecidas porque, indiscutivelmente, têm uma função a cumprir no desenvolvimento da criança.

É comum ouvir de jovens pais queixas a respeito da competição e da intromissão dos avós, mas também ouvimos com muita freqüência: "Que bom se eu tivesse a quem recorrer". Esse é o desabafo de casais que, por situações de mudança ou morte de seus pais, se sentem sozinhos. Quando as tensões em casa se tornam mais intensas, pais isolados e exaustos perdem a capacidade de resolvê-las.

Observamos que as diferenças de valores e de modos de educar criam, freqüentemente, uma barreira entre pais e filhos, que dificulta a possibilidade de recorrer e solicitar apoio quando de fato se faz necessário. Por sua vez, os avós têm medo de se intrometer demais e de ser rejeitados, o que pode levá-los a desenvolver um comportamento demasiadamente cauteloso, ficando longe dos filhos. Ou, no caso de estarem por perto, às vezes se mostram "ocupados demais" para que seus filhos possam contar com eles.

*Não terá chegado a hora de cada geração
poder compartilhar suas preocupações e
dificuldades com a geração que a antecede?*

Conseguindo-se essa comunicação a criança só se beneficia, já que, com os pais, pode ter uma base firme, e com as outras figuras da família ampliada, tem seguramente outros modelos identificadores.

Os avós poderiam prestar sua ajuda naquilo para o qual possuem mais tempo e disponibilidade. Se estivessem familiarizados, gozando de maior intimidade com seus netos, seriam úteis colaborando com eles nos casos em que os pais trabalham fora de casa. Poderiam também dar aos jovens casais a oportunidade de ficar mais juntos e tranqüilos nos momentos de lazer, sabendo que contam com uma boa retaguarda.

Margaret Mead, conhecida antropóloga, escreveu em 1972, referindo-se a seu próprio papel de avó: "Eu nunca havia pensado em como é estranho ser envolvida a distância no nascimento de um descendente biológico. O extraordinário sentimento de ter sido transformada não por um ato próprio, mas pelo ato de um filho".

A função de avós pode oferecer uma nova condição de vida. Primeiro, satisfaz o desejo de sobreviver, auxiliando assim a aceitação de nossa própria finitude. Segundo, estimula reviver as experiências anteriores quanto à criação dos filhos, tanto que **sabemos que, na presença de um avô e de um neto, o passado e o futuro se fundem no presente**. Terceiro, a reminiscência e a nova perspectiva podem ser valiosas na revisão e na aceitação de nossa própria vida e, essencialmente, de nossas satisfações e conquistas como pais, bem como de qualquer desapontamento e fracasso. Quarto, constitui uma transição que altera relacionamentos, pois oferece oportunidades de interação significativa. Os avós e os netos podem usufruir de um vínculo especial, que não é complicado pelas responsabilidades, obrigações ou conflitos inerentes ao relacionamento entre pais e filhos. Por isso, sobre essa parceria se diz que os avós e os netos se dão muito bem, porque acabam tendo um inimigo em comum.

Afirma Margaret Mead: "Não levamos em consideração a obrigação que depositamos nos avós de se manterem fora de cena, de não interferirem, de não mimarem, não insistirem, não se intrometerem. A pergunta que devemos fazer é: 'cadê o prazer de ser avó(ô)?'"

A atitude dos avós em relação aos seus filhos e netos pode ser sintetizada neste provérbio chinês: "Os avós mostram aos netos que os picos das montanhas existem, mas sempre cabe aos pais mostrar como se deve chegar até eles".

8
A CRIANÇA E O BRINCAR

O homem não está completo senão quando brinca.

Friedrich Schiller

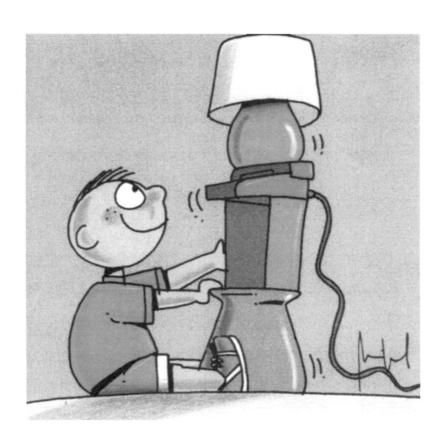

A IMPORTÂNCIA DO JOGO

Acreditamos que frases como "brincar é coisa de criança", "esse cara é um babaca, brinca feito criança", ou ainda "brincadeira tem hora" mostram o desconhecimento que nós, adultos, temos sobre o significado do brincar na evolução psicossocial da criança. O jogo é a base que nos permite desenvolver outras atividades: o trabalho, a arte, a ciência, o esporte. A utilização pedagógica do jogo deve ser vista como uma ponte lançada entre a infância e a idade adulta, sem reduzi-la a um simples divertimento – o que significaria uma desqualificação simultânea da pedagogia e da criança.

Brincar educa os sentimentos. Há jogos para não ter medo, outros que representam verdadeiras cerimônias ou rituais de passagem, e os que imitam os grandes sentimentos da vida humana, como brincar de papai e mamãe com as bonecas, trabalhar vendendo coisas, dar de mamar ao filhinho etc. Freud postula que uma criança brinca não só para repetir situações prazerosas, mas também para elaborar as que lhe são dolorosas e traumáticas. Isso está muito bem documentado no trabalho dos psicanalistas infantis, que usam o jogo para diagnosticar e tratar problemas emocionais das crianças.

Pode ser apaixonante estimular uma criança a brincar com um jogo ou brinquedo específico. Ou, melhor ainda, criar as condições necessárias para que brinque livremente, da maneira que lhe é indispensável em sua idade. A criança precisa, para brincar, sentir que seus pais estão perto, cuidando dela, porém, sem controlar seus movimentos. Precisa que eles demonstrem confiança e permitam que manipule "objetos-brinquedo" para que ela possa criar com liberdade e autonomia suas brincadeiras.

Os brinquedos

É importante falar a respeito do tipo de brinquedo com o qual a criança brinca atualmente. Hoje, tudo é computadorizado, dirigido por controle remoto, pronto e certinho. Não dá para melhorar nada. Os brinquedos eletrônicos exigem habilidade e destreza visual e motora em detrimento da criatividade, da dramatização e da fantasia. Sim, porque nesses brinquedos o fabricante literalmente "rouba" da criança a possibilidade de ela pôr em prática todas essas habilidades.

Parece incrível, mas os brinquedos movidos a corda, tão desejados em outras épocas, já estão obsoletos se comparados com as novas engenhocas eletrônicas. Felizmente, uma criança ainda pode mostrar suas habilidades criativas ao brincar com uma simples caixa de papelão, transformando-a no forte que a protegerá de um exército inimigo... Objetos do cotidiano podem e devem se transformar em tudo aquilo que a fantasia e a criatividade de cada criança permitirem. Existem alguns lugares "não poluídos" com tecnicidade. Entre esses redutos podemos mencionar a casa dos avós e as escolas maternais, nas quais a criança encontra sucata, botões etc. para inventar seus jogos e heróis.

Não temos nada contra os computadores e a tecnologia. Acreditamos que nossas crianças devem entrar em contato com eles e, cada vez mais, aprender a tirar proveito do que lhes oferecem. Simplesmente assinalamos que esse contato não pode ser nem muito precoce nem representar a única maneira de brincar.

Os brinquedos possuem muitas características semelhantes aos objetos reais. No entanto, pelo seu tamanho, por serem substituíveis e justamente por serem brinquedos, a criança exerce domínio sobre eles. Essas características permitem que ela transforme um brinquedo num instrumento que lhe possibilite descarregar sua raiva e tensão ou elaborar situações difíceis e penosas relacionadas com os objetos reais do cotidiano. Com os objetos, a criança pode repetir à vontade circunstâncias que lhe provocaram prazer ou dor, e que ela jamais poderia reproduzir no mundo real.

Por que brincam as crianças?

Freud foi o primeiro a descrever o mecanismo psicológico do brincar quando observou o "jogo do carretel" em uma criança de aproximadamente 18 meses. Ela fazia desaparecer e aparecer um carretel com linha, jogando-o embaixo de um móvel, porém, segurando sempre a ponta na sua mão, tentando assim dominar a angústia diante do desaparecimento e/ou aparecimento de sua mãe, simbolizada pelo carretel. Com a brincadeira, o pequeno também conseguia rejeitar sua mãe sem o perigo de perdê-la, pois o "carretel-mãe" podia aparecer quando a quisesse, bastava puxar a linha. Assim, o jogo permitia descarregar, sem risco algum, fantasias agressivas, elaborar a angústia da despedida e também vivenciar fantasias de amor para com aquela mãe, já que a criança era a dona absoluta da situação.

Um exemplo mostra claramente a relação entre o jogo e a elaboração de situações conflitantes. João, um bebê de quase 12 meses de idade, participava de uma festa de aniversário. O aniversariante comemorava seu terceiro ano de vida e era, assim como alguns de seus convidados, paciente pediátrico do pai de João. Num certo momento da festa, João saiu engatinhando na direção das crianças mais velhas, que faziam o maior barulho nas suas brincadeiras. Depois de algum tempo, o barulho tinha diminuído e só se ouvia o choro de um bebê. Um adulto resolveu investigar e encontrou João deitado, quase despido, sendo examinado por uma verdadeira "junta médica". Enquanto um "otorrino" tentava examinar sua garganta, um "gastro" apalpava sua barriga e um "neuropediatra", provavelmente, examinava seus reflexos com um martelo improvisado. O interessante é que o grupo não chegou a tomar medidas violentas nem perigosas, muito embora o "paciente" tivesse reagido aos berros. Aquelas crianças, que em suas próprias consultas com o pediatra se sentiam expostas e manipuladas, resolveram elaborar tal mal-estar fazendo uma troca de papéis: agora eram eles os médicos que manipulavam João (filho da figura temida).

Outra situação do cotidiano, o aparecimento do ciúme por conta do nascimento de um irmão, também pode ser trabalhado ludicamente pela criança com seus brinquedos. Estes personificam os objetos reais e a ação sobre eles é feita sem angústia e sem culpa – sentimentos que apareceriam se as condutas agressivas acontecessem com o próprio irmão. Não devemos esquecer que a criança não apenas rejeita e odeia seu irmão, sua mãe e seu pai, mas também os ama, necessita deles e quer conservá-los a todo custo.

Vale a pena mencionar que as crianças transferem afetos positiva ou negativamente para os objetos, segundo estes estimulem ou aliviem sua ansiedade. Tal mecanismo está na base de toda a sua relação com os objetos reais. Quando assumem diferentes personagens durante um jogo, observa-se como o objeto muda, com muita rapidez, de bom para mau, de aliado para inimigo. À medida que a criança se desenvolve, normalmente os jogos progridem para identificações cada vez mais próximas da realidade.

É muito positivo que os pais e os profissionais que lidam especificamente com crianças possam ir descobrindo as relações entre os processos de amadurecimento, o crescimento e o aparecimento de novos jogos. E que, observando o brincar da criança, possam orientar-se sobre a marcha de seu desenvolvimento.

RELATO CRONOLÓGICO DO BRINCAR

Fazer uma viagem cronológica pelas brincadeiras infantis é como traçar uma "biografia lúdica" da criança, como diz a psicanalista argentina Arminda Aberasturi.

Na barriga da mãe. Antes de nascer a criança já brinca com seu corpo, como se pode observar na imagem do ultra-som, quando o bebê chupa o polegar. Nesse caso, ele é o próprio sujeito do jogo. Mas também pode ser estimulado a brincar quando a mãe canta para ele ou o acaricia apalpando a barriga. Isso estimula respostas da criança, como chutes que mostram seu movimento e motivam a mãe para novas brincadeiras.

Quando a criança nasce. Acontece o "jogo do encontro". O bebê traz consigo a expectativa de quem vai recebê-lo. Se a alquimia funciona, esse filho, que precisa ser acolhido, encontrará uma mãe disposta a acolhê-lo, começando assim a prazerosa experiência de uma maternidade feliz. Devemos lembrar que, quando o bebê nasce, precisa adaptar-se a seu novo mundo com a ajuda da mãe. O bebê tem uma capacidade perceptiva, mas ainda não possui capacidade motora.

Nos primeiros três meses. A criança vai brincar quase exclusivamente com sua mãe. Aprenderá e ensinará muitas coisas nesse contato. A partir do quarto ou quinto mês, precisará do pai para poder se separar da mãe. Isso ocorre por meio de jogos de união e separação, sendo importante tanto para o menino quanto para a menina, já que a condição bissexual do ser humano requer as figuras paterna e materna para haver um desenvolvimento harmônico da personalidade.

Descreveremos em seguida as brincadeiras infantis entre o nascimento e os 3 anos de idade. Sabemos que a divisão cronológica pode pecar por ser esquemática, pois a criança, quando aprende uma brincadeira, não abandona necessariamente as outras. Nada impede que um bebê de 9 meses brinque como o fazia aos 5, e isso vai ser, de alguma maneira, comprovado nas observações posteriores.

Do nascimento até os 3 meses

No período simbiótico, o jogo está centralizado nos contatos corporais entre mãe e bebê. O brincar está diretamente relacionado com o tato, a visão, a sucção. Alimentação e brincadeiras se associam no momento do aleitamento. Repetir os sons que o bebê emite é uma forma importante de contato que a mãe também exercita nesse momento.

Dos 3 aos 6 meses

Mudanças fundamentais se produzem na mente e no corpo da criança. Ela conhece sua mãe, pode "amá-la e rejeitá-la" e se sente "amada e rejeitada" por ela. O bebê começa a tocar e a brincar com o corpo da mãe, o que ainda é uma brincadeira de reconhecimento.

Nesse momento, a criança, do ponto de vista neurológico, está em pleno processo de aquisição do reflexo denominado olho/mão/boca. Significa que ela possui a capacidade de fixar o olhar nos objetos que lhe interessam, sendo que o primeiro objeto de seu interesse é a sua própria mão. Isso é fundamental na descoberta do esquema corporal: só quando sabe e reconhece que tem mão é que a criança poderá utilizá-la para pegar outros objetos.

Os pais não devem ficar preocupados e tirar a mão da boca do filho. Até porque, quando ele, depois de olhar, conseguir pegar um objeto com a mão, irá levá-lo imediatamente à boca. Olhar, pegar e pôr na boca os objetos é a maneira pela qual a criança consegue reconhecê-los e codificá-los. Esse reflexo lhe permite descobrir as características de textura, temperatura, cor e forma dos objetos com os quais brinca. Por isso é imprescindível deixar a criança pegar, para levar à boca, o que ela deseja, embora obviamente devamos evitar os objetos perigosos por seu tamanho ou toxicidade.

No começo do segundo trimestre, a criança inicia um processo de desprendimento da mãe, que a levará a procurar o mundo externo e o seu pai. Começa uma atividade lúdica com a participação mais ativa da criança. Os objetos funcionam como símbolo e a destreza corporal lhe permite examinar melhor o mundo. Nessa época, o pequeno também já é capaz de sentar-se estando apoiado, e assim sua relação com os objetos ao redor muda totalmente. Ele começa a brincar de esconde-esconde com um pano que leva ao rosto, realizando assim o jogo de estar e não estar, de fazer aparecer e desaparecer objetos. Essa brincadeira é de fato sua primeira possibilidade de elaboração. A criança também pode brincar fechando e abrindo os olhos, e assim "pode estar" ou "deixar de estar" no mundo.

O aparecimento dos dentes, mais ou menos aos 6 meses, possibilita à criança, além de sugar, morder, e com isso canalizar suas "tendências destrutivas", que são normais. No fim do sexto mês, o bebê emite sons e os repete, brincando com eles. Ao ouvi-los, sua expressão muda. A repetição de sílabas constitui um jogo verbal, e ele faz com os sons o que já experimentou com os objetos: repete um movimento até apreendê-lo.

O primeiro brinquedo que normalmente se oferece à criança é o chocalho, precursor dos instrumentos musicais. Bebês de todo o mundo e de todos os tempos têm brincado com ele. Com o chocalho, os sons aparecem e desaparecem. A criança também descobre que, ao bater num objeto, pode produzir sons. Todos lhe interessam e muitos a assustam. Ela tenta reproduzi-los para vencer o medo. Com o chocalho, repete inúmeras vezes essa experiência e, além de mordê-lo, lambê-lo e explorá-lo, pode reproduzir experiências tranqüilizadoras.

Dos 6 aos 12 meses

Arminda Aberasturi assinala um aspecto fundamental no período que corresponde ao segundo semestre. Ela comprovou que em todo bebê a sexualidade assume um papel importante no desenvolvimento infantil e tem formas de elaboração adequada por meio do jogo. Podemos mencionar, especificamente: introduzir e tirar objetos de buracos, encher os espaços de determinados objetos com outros, explorar buracos com os dedos, que o bebê coloca dentro da boca, narinas, olhos, ouvidos, dele ou de pessoas próximas. Em seguida, começa a brincar com objetos inanimados, como o ralo da banheira, xícaras, um buraco na parede, fechaduras, tudo sendo utilizado como objeto lúdico. Um pauzinho, um lápis, as chaves, as hastes dos óculos servem para introduzir em buracos que surjam à sua frente.

Uma brincadeira comum nessa etapa consiste no seguinte: na hora de trocar a fralda ou de tomar banho, o bebê explora seu corpo, o que o leva à descoberta de seus órgãos genitais, que passam a constituir uma fonte de conhecimento, diversão e prazer.

Outra típica brincadeira dos 8 meses é a criança jogar os brinquedos ou objetos no chão e aguardar impacientemente que sejam devolvidos, para que ela possa recomeçar a brincadeira. Não age assim para "controlar ou escravizar" os adultos; de fato, é um jogo que incomoda, mas é necessário: a criança experimenta, assim, perder e recuperar os objetos que deseja.

Nessa fase, ela já se movimenta, engatinha, e seu campo de ação aumenta, propiciando-lhe o início de uma paciente exploração do território e dos objetos. É o momento em que pais têm de arrumar as gavetas depois de encontrarem lençóis, camisas ou meias no chão, em total bagunça por causa da curiosidade dos filhos.

Aberasturi nos lembra que outro brinquedo desse período é o "tambor". Junto com o chocalho, esse é um dos primeiros e mais antigos instrumentos musicais. O tambor foi utilizado primitivamente por mulheres em rituais de fecundidade e logo foi usado para transmitir mensagens; muito posteriormente as pessoas o empregaram em cerimônias de morte e de guerra nas sociedades tribais.

Cada criança acaba repetindo sem saber esse trajeto ancestral e histórico com o seu tambor. O brinquedo começa a interessar-lhe no fim do primeiro ano, já que parece simbolizar o útero fecundo da mãe. Logo se transforma em um meio de comunicação e, por último, em um objeto para descarregar suas tendências agressivas. Pode ser substituído por uma panela e uma colher, e até achamos que ela prefere esses substitutos menos reais: "Não é um tambor, mas é usado como um tambor", e o fato de não quebrar facilita a descarga motora, pois possibilita que a criança bata e "ponha para fora" a agressividade que tiver, sem destruir o objeto.

Dos 12 aos 24 meses

A bexiga e a bola começam agora a ser o centro de interesse lúdico. Elas durarão por bastante tempo. Diversos autores relacionam esses brinquedos de forma esférica também à representação da barriga da mãe e, conseqüentemente, à possibilidade de procriar. As bonecas e bichos de pelúcia representariam o filho fantasiado, sendo objeto de amor e de reprimenda ao mesmo tempo. O que parece apenas uma brincadeira é o que permite à criança incorporar elementos da realidade para poder exercer depois seu papel de pai ou de mãe.

As xícaras, os garfos e as colheres são utilizados tanto para receber o próprio alimento quanto para oferecê-los aos "filhos de brincadeira", e também para negá-los e privá-los da comida. Essa brincadeira de alimentar e ser alimentado contém também experiências de perda e recuperação de objetos.

Nessa etapa, as crianças se interessam por conhecer e nomear as partes do seu corpo; conseguem prestar atenção em músicas (acompanham o ritmo batendo palmas) e podem também imitar os sons dos animais.

Especificamente entre os 18 e os 24 meses, se interessam em brincar com água, bacia e copos, que utilizam para fazer experiências de vazar líquidos de um local para outro. Gostam de brincar com areia, terra e massinha. Esses jogos são preparatórios e mostram que a criança está pronta para iniciar o treino de suas funções de eliminação (xixi e cocô), ou seja, estaria pronta para "entregar os conteúdos preciosos de seu corpo".

Dos 24 aos 36 meses

Nesse período, a criança descobre, por meio do desenho, que é capaz de recriar e reter imagens. A angústia que antes era provocada pelo desaparecimento das imagens mentais pode ser controlada agora mediante sua perpetuação no desenho. O corpo é seu primeiro interesse. É típica a atividade de desenhar o contorno da mão aberta, apoiada sobre uma folha de papel. O desenho de casas também será logo o objeto central das paisagens que ela pinta.

As crianças dessa idade irão rejeitar brinquedos com mecanismos de cordas ou controle remoto, uma vez que seu manejo é mais complicado e eles quebram com facilidade, o que acaba por angustiá-las. Isso talvez provoque certa decepção nos pais. Todos os brinquedos que, por sua simplicidade, facilitem a projeção de fantasias são os que têm mais possibilidade de ajudar a criança na função específica do jogo, que já definimos como a elaboração possível de situações traumáticas ou a repetição das prazerosas.

A partir dos 3 anos

O menino se apaixona pelos carrinhos e pelas locomotivas; a menina também, apesar de preferir continuar brincando com suas bonecas. Ambos se sentem atraídos por experiências genitais e as sublimam por meio do jogo. Lembremos o famoso jogo do médico e do paciente ou de casinha, que praticamente todas as crianças realizam para reconhecer as diferenças anatômicas entre meninos e meninas. Brincando, representam suas fantasias sobre a vida amorosa dos pais e o nascimento dos filhos. A prática da masturbação também é normal nesse período.

As crianças começam a valorizar e a solicitar uma estante própria, uma gaveta ou um baú em que possam guardar e organizar seus livros, brinquedos, revistas, enfim, seus "tesouros". A destruição e a bagunça provocam-lhes, no geral, angústia. Começam a interessar-se agora pela limpeza e pela ordem. Necessitam da experiência de reposição: pode ser mais prazeroso ter de volta um brinquedo que foi consertado, com o qual não brincavam há muito tempo, do que ganhar um novo.

O mundo infantil é rico, com mudanças permanentes que incluem jogos constantes entre fantasia e realidade. Devemos lembrar a brincadeira da criança com o famoso "amigo imaginário". Se o adulto interfere na sua atividade lúdica, pode perturbar o desenrolar dessa importante vivência.

As crianças não precisam de muitos brinquedos nem de grandes espaços para realizar suas brincadeiras. Necessitam, sim, ser respeitadas em seu "campo de ação", no qual devem sentir-se seguras e donas.

O JOGO DA VIDA

J. Uisinga, em seu livro *Homo-Ludens*, considerado por vários autores um clássico sobre a criança e o brincar, rejeita as teorias fragmentárias que dão ao jogo nada além de uma intenção simplista, como liberar o excesso de energia, fazer imitações ou aprender. Ele alega que o jogo é tudo isso, mas, fundamentalmente, é expressão da cultura, característica de toda estrutura social. Poderíamos acrescentar a isso o que Arminda Aberasturi diz sobre o jogo no primeiro ano de vida: ele dá as bases para as sublimações de todo o período infantil e conduz ao jogo do amor – como observamos no adolescente, que tem de desprender-se de seus brinquedos, de seu mundo lúdico e do seu corpo de criança para que as experiências amorosas substituam as lúdicas.

No trajeto percorrido até virarmos adultos sofremos sucessivas perdas, referidas à nossa infância e adolescência. Essas perdas, porém, nos preparam para a experiência de sermos pais de nossos filhos. Dissemos no início do capítulo que a criança, ao nascer, traz a expectativa do tipo de pais que virão ao seu encontro, e as experiências que são produto desse encontro com o mundo, incluindo a atividade lúdica, determinarão a forma de sonhar, desejar e de receber o próprio filho.

Então, com o jogo o homem começa. Nele contemplamos, projetamos e construímos. Essa fonte pode parecer na sua origem muito primária e pueril, porém, é por meio do jogo que flui incessantemente a humanidade.

9
A LINGUAGEM CORPORAL DA CRIANÇA

Sobre a saúde individual da criança existe a saúde do grupo familiar.

F. Escardó
Anatomia da família

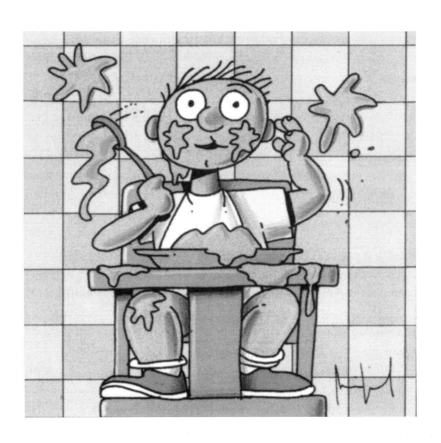

UMA VIA PARA EXPRESSAR EMOÇÕES

As crianças têm uma primeira via para expressar suas emoções: o corpo. Quando aprendem a falar e adquirem maior desenvolvimento de sua vida psíquica, conquistam formas mais elaboradas para expressá-las. Porém, durante toda a vida, o corpo pode ser usado para mostrar conflitos por meio das somatizações. As crianças acabam alterando suas funções primárias, como o controle das eliminações, comer, dormir e até adoecer, com certa facilidade. É importante então estarmos atentos para observar essa inter-relação das funções primárias e o adoecer com o equilíbrio psicoemocional da criança e a dinâmica de sua família.

Além de alterações na dinâmica familiar, observamos que alguns acontecimentos externos ao grupo favorecem o surgimento desses transtornos. Entre essas situações intra ou extrafamiliares podemos mencionar períodos de adaptação escolar, nascimento de irmãos, mudanças, separações, mortes significativas na família. Nesses casos, a criança pode desenvolver um sintoma. Os pais, angustiados, freqüentemente chegam à consulta focalizando exclusivamente o sintoma, sem perceber a situação que o envolve. Quando conseguimos ampliar a compreensão do conflito, nos aproximamos do que realmente preocupa a criança e, por conseqüência, os pais.

Uma criança de 4 anos padecia de tosse crônica, especialmente durante a noite. Após várias tentativas de tratá-la, tanto com medicação homeopática quanto alopática, ela continuava com o mesmo sintoma. Os pais fizeram uma peregrinação por vários consultórios de especialistas: pneumologista, alergista etc. Invariavelmente, o diagnóstico, após diversos exames de imagem e laboratoriais, era o mesmo: a criança **não tem nada**.

Essa resposta, em geral, tranqüiliza os médicos, porém, não resolve o sofrimento da criança nem da família. Nossa visão a situa como uma resposta inadequada. Uma criança na qual não se determina a causa que justifique o sintoma na realidade não é uma criança sadia, que "não tem nada". Isso simplesmente significa que a causa pode ser de origem psíquica, e não orgânica. Quando essa família nos consultou, a criança já apresentava o sintoma havia um ano. Ao tentarmos ampliar a compreensão do quadro, realizando vários encontros com os pais, eles conseguiram perceber e relacionar fatos e assim verbalizar que fazia exatamente um ano que, por motivos de trabalho, ambos, pai e mãe, estavam muito ocupados e tinham se afastado visivelmente do convívio familiar. A tosse, que curiosamente aparecia só à noite, quando os pais estavam em casa, era uma das formas que a criança tinha de chamá-los para perto dela. Então, os pais conseguiram explicar-lhe que reconheciam o afastamento e que percebiam o sofrimento dela. Disseram que não precisaria mais tossir para ser cuidada e protegida por eles. Rapidamente, o sintoma cedeu sem nenhuma medicação, porém, os pais foram orientados a procurar ajuda psicológica, a fim de evitar que a utilização do corpo para mostrar o conflito ficasse instalado como um mecanismo utilizado cronicamente por aquela criança.

Temos observado crianças que, por não apresentarem uma patologia grave ou de fácil identificação pela medicina tradicional, passam a não ser respeitadas nas suas manifestações e são consideradas manhosas, excitadas, "difíceis". Há também aquelas que "não têm nada", as denominadas "maluquinhas", vistas como artistas que representam um papel, quando na realidade estão apresentando um sintoma. Essas crianças têm persistentes dores de cabeça, barriga ou nas pernas, ou ainda, febres sem causa justificável. São crianças que evidentemente sofrem e utilizam seu corpo para manifestar o conflito (somatizam). Elas deveriam ser mais bem cuidadas e observadas para que o verdadeiro motivo que provoca seu sintoma fosse encontrado, e elas, ajudadas.

Observamos crianças que, por causa de um treino inadequado na etapa do controle dos esfíncteres ou por alguma alteração na dinâmica familiar, não conseguem superar a fase denominada anal. Levam, no decorrer de seu crescimento, uma certa perturbação no controle dos esfíncteres, se apresentam muito retentoras ou muito expulsivas, características que serão projetadas em outros comportamentos.

Maurício, aos 2 anos, fazia cocô na hora e no lugar certos por exigência de sua mãe. Tinha medo de ser reprovado ou de não ser amado por ela se a contrariasse. Com 6 anos ele parece estar muito bem adaptado à escola, é incapaz de agredir seus colegas, faz as tarefas sempre certinhas, não contraria nunca a professora. Aos olhos dos adultos, essa criança parece "bem-educada", mas não se trata de uma auto-exigência exagerada? Maurício aprende por medo da reprimenda, não pelo prazer do conhecimento. Sua necessidade de agradar é tão intensa, ele é tão inseguro diante da aceitação dos outros que acaba sempre se cobrando e se exigindo demais.

Carlos, aos 2 anos, começou a fazer um uso peculiar de seus esfíncteres. Passava dias sem fazer cocô, para desespero dos pais, e aos 7 continua com essa característica. Na escola, a professora observa que ele não consegue se defender, apanha e não bate, parece estar sempre com medo dos outros. A verdade é que Carlos tem medo da própria agressividade, medo de perder seus próprios limites e tornar-se violento em demasia. Provavelmente, era o que já se manifestava com a retenção das fezes. Ele sentia que elas eram "pequenas bombas" que poderiam destruir, e por isso tentava segurá-las com tanto afinco.

Sempre que uma criança adoece, deve-se levar em consideração a predisposição biológica que ela tem para adquirir determinadas doenças (por exemplo, algum tipo de alergia); a estruturação da sua vida afetiva e, por último, a influência da família com seus modelos educativos. Entendemos que um conflito psíquico pode desencadear um quadro orgânico que deve ser cuidado como tal; porém, paralelamente, devemos nos ocupar de tratar dos aspectos psicológicos. Não é pelo simples fato de que o pai esteja viajando ou porque acaba de nascer um irmão que a criança apresenta uma infecção de garganta, como se houvesse uma íntima relação causa/ efeito. Ela adquire a infecção porque uma bactéria provavelmente aproveita-se da sua fragilidade (diminuição das defesas), esta sim provocada pelas circunstâncias que mencionamos (viagem do pai ou ciúme pelo nascimento do irmão). Se não cuidarmos dos aspectos físicos, corremos o risco de cair num psicologismo inadequado e perigoso. Ou seja, devemos olhar e cuidar da criança como um todo e sempre a partir de dois pontos de vista, o físico e o emocional.

Observamos que alguns sintomas estão diretamente ligados às rotinas familiares. Por exemplo, crianças que vomitam ciclicamente, só às segundas-feiras pela manhã, porque já entenderam que é o momento em que devem se afastar da gostosa relação com os pais para retomar a rotina escolar. Um sintoma desse tipo não pode ser encarado apenas como orgânico, que devemos medicar. Precisamos entender que o vômito é a manifestação de um conflito emocional. Apenas medicando-o estaremos ajudando a torná-lo crônico por não esclarecer os aspectos que o provocam. Com a instalação de pequenos sintomas, a criança muitas vezes "consegue" maior dedicação e atenção dos pais, o que se denomina benefício secundário da doença. E, então, acaba, inconscientemente, tentando repeti-los para perpetuar esse benefício, tornando os sintomas repetitivos.

Quando a criança adoece, deveria ser respeitada e contida, justamente por estar fragilizada. Os leves sinais de alarme que apresenta deveriam promover em seus pais a observação e a reflexão, para poderem entender melhor o que está acontecendo. Os pais mostram, nessas circunstâncias, um modelo de comportamento perante a doença que pode ajudar ou perturbar o filho.

Freqüentemente, assistimos a pais que, diante do surgimento dos primeiros sintomas de doença no filho, entram em um intenso estado de ansiedade manifestado por telefonemas insistentes ao pediatra, controle exagerado da temperatura, abuso de medicação sintomática, tudo isso somado à recriminação mútua sobre o que cada um deles considera como a causa determinante da doença do filho (o sorvete comprado pelo pai ou o mergulho na piscina permitido pela mãe). Essa situação é sempre tingida por um clima de pânico desproporcionado diante de uma simples doença infantil. Tal quadro descontrola e amedronta a tal ponto a criança que ela chega a perguntar muitas vezes durante a consulta com o pediatra: "Eu vou morrer? O que eu tenho é grave? Esse remédio vai me curar?". A conduta ansiosa dos pais provoca ansiedade nos filhos, funcionando como uma marca familiar ao enfrentar doenças ou outras situações que provoquem angústia.

AS DOENÇAS DA FAMÍLIA

A família é um organismo vivo e dinâmico, com a incumbência de gerar e preservar a vida da criança, que não se desenvolve como ser humano sem os cuidados do grupo familiar. A família é um sistema passível de promover tanto a saúde quanto a doença. Ela funciona como o suporte que ajuda a criança a se desenvolver psíquica e fisicamente, porém, quando os vínculos familiares se alteram pela presença de crises ou conflitos, a criança pode adoecer facilmente.

Dentro de nosso enfoque, consideramos ineficaz a tentativa de curar a criança sem perceber que seus sintomas podem ser a expressão de alterações de um organismo que é um todo: a família. A criança é apenas uma parte. Por exemplo, quando um menino apresenta alterações do sono com insônia e terrores noturnos, pode ser prescrito um calmante. Mas, desse modo, ficamos sem enxergar que o transtorno do sono é a expressão noturna dos acontecimentos da vida diurna desse menino, ou seja, tem a ver com as suas relações dentro da família e com o mundo social. São justamente esses vínculos emocionais e afetivos, tanto de dentro como de fora da família, que devemos olhar para esclarecer as causas e cuidar melhor da criança, tentando corrigir a estrutura para finalmente superar o transtorno, e não simplesmente abafar o sintoma com uma medicação desnecessária.

Por meio de um sintoma orgânico muito freqüente, como a febre, podemos entender melhor essas questões. Quanto tempo aceitaríamos que nosso filho fosse medicado com antitérmicos para suprimir o sintoma sem que sejam feitas todas as pesquisas para detectar sua verdadeira causa? Todos sabemos que é só mediante a identificação da doença e do tratamento que o sintoma desaparecerá. **Devemos cuidar da causa, não das conseqüências.**

Os transtornos das crianças relacionados com os conflitos familiares podem ter sintomas muito variados: transtornos do apetite, alterações do sono, agressividade excessiva, aparecimento de tiques, birras, diarréias, intestino preso, alergias etc. Embora sejam múltiplas as formas de as causas se apresentarem, o processo de desenvolvimento dessas doenças é semelhante em todas elas e se encaixa perfeitamente nos conceitos referidos para a febre. Por que, nesses casos, não se exige a mesma conduta para identificar a verdadeira causa do problema?

Observamos pais que apresentam condutas rígidas em relação aos filhos, repetindo modelos autoritários e estereotipados aprendidos na família de origem. Isso faz com que eles não consigam se adequar à sua atual função familiar. Os filhos acabam sentindo-se subjugados ou, ao contrário, sempre contestam e se opõem aos pais autoritários. Essas duas respostas podem levar a um possível aparecimento de sintomas, porque em ambas o que de fato aparece é o conflito.

Também observamos pais que apresentam condutas permeadas pela falta total de autoridade e de colocação de limites. O filho responde a isso igualmente de duas maneiras: ou fica muito "perdido" nesse ambiente sem nenhuma norma ou rotina, ou se "aproveita" da conduta familiar e torna-se um pequeno tirano, impondo permanentemente as suas vontades, o que, como já foi discutido, acarreta distúrbios de comportamento que acompanham a criança até a adolescência, fase na qual os problemas se tornam mais agudos.

Essas formas extremas de funcionamento familiar têm em comum o fato de propiciarem o aparecimento de conflitos na criança. E a melhora só pode ser obtida com o reconhecimento da inadequação por parte da família e sua honesta retificação.

A clássica frase "mente sã em corpo são" sugere que a base da saúde mental é a boa saúde física, o que de fato é verdade. Porém, como toda frase dogmática, sugere um único caminho. Com os conhecimentos médicos e psicológicos atuais podemos afirmar que também é certo que nenhum corpo pode permanecer por muito tempo saudável sem uma vida psicoafetiva satisfatória e equilibrada.

Existem situações familiares que, embora não se transformem em doenças importantes, promovem um estado de saúde irregular nas crianças, com leves e constantes sintomas, como resfriados, infecções de garganta, quadros de bronquite etc. Embora não se trate de crianças gravemente doentes, também não são totalmente sadias. Elas não podem exercer com prazer todas as suas atividades. Essas crianças freqüentemente são tratadas com compostos vitamínicos, cálcio, minerais, ferro etc., na maioria das vezes desnecessários, já que os sintomas não correspondem de fato a uma deficiência desses elementos. Na realidade, trata-se de famílias nas quais as crianças não cumprem satisfatoriamente as etapas de sua integração psicoafetiva e social.

Outras famílias superprotegem as crianças com cuidados excessivos. Na realidade, estão privando-as de realizar suas próprias e necessárias experiências, fechando-as dentro de um círculo hermético, muitas vezes asfixiante. Esse tipo de família pensa que, fora de seu mundo e de sua proteção, a criança vai adoecer ou adquirir maus hábitos. A partir dessa idéia imprópria, impede o contato com outras crianças, não deixa que o filho durma em outras casas, freqüente a escola, brinque livremente em contato com os elementos da natureza (um pouco de vento, calor, frio ou chuva). O que essas famílias fazem, na realidade, é impedir que a criança tenha contato e se integre ao mundo, uma situação limitante e inadequada.

Existem famílias que depositam no dinheiro e na medicação a resolução de todos os conflitos. Provavelmente se omitem ou não conseguem exercer a verdadeira função paterna e materna, e pensam que essa carência pode ser substituída por uma assistência médica sofisticada, utilizando medicamentos modernos e caros. O que não compreendem é que o indispensável suporte afetivo não é substituível. Os filhos dessas famílias, com freqüência, sofrem de doenças "misteriosas", muitas vezes inexplicáveis, como tosses crônicas e fatigantes, cansaço, obesidade, magreza extrema, ou seja, uma constelação de quadros que não ameaçam a vida das crianças, mas as fazem infelizes.

Todas as alterações nas dinâmicas familiares que provocam doenças nas crianças pequenas e até o aparecimento posterior de condutas transgressoras nos adolescentes devem ser analisadas sob a ótica da inadequação das atitudes dos adultos, seja por excesso, seja por omissão. Dentro dessa visão, observamos que alguns pais tentam compensar sua ausência com valores exclusivamente materiais.

Carlos di Franco, professor de ética jornalística, sintetizou agudamente essas idéias em um artigo de jornal: **a indigência material castiga o corpo, mas a carência afetiva corrói a alma.**

TRANSTORNOS DA ALIMENTAÇÃO

A alimentação da criança é um foco constante de tensão e preocupação das famílias. Parece que a criança quase nunca satisfaz o desejo ou a expectativa dos pais no que se refere à quantidade de alimentos que eles esperam que ela coma.

Podemos observar que, quando um bebê chora, a primeira coisa que se oferece a ele é comida, como se não existisse outra causa possível de choro. Nos momentos de mudança na alimentação, de líquido para semi-sólido ou deste para sólido, a preocupação dos pais aumenta sobremaneira, pois, geralmente, a criança mostra uma certa recusa, uma vez que tem dificuldade em aceitar alimentos desconhecidos e diferentes.

Algumas mães acabam adiando a introdução do alimento sólido ou voltam rapidamente para a alimentação anterior e conhecida (do sólido novamente para o leite) diante da primeira recusa da criança, mostrando um temor infundado de que o filho, não comendo, fique fraco ou desnutrido. Assim, protelam o desafio que a criança mais cedo ou mais tarde terá de enfrentar. Comprovamos também que muitas crianças ingerem um cardápio totalmente restrito e inadequado como, por exemplo, hambúrgueres e batatas fritas – alimentação que os pais aceitam com a idéia de que pelo menos elas estão comendo alguma coisa.

A inapetência da criança, quando crônica e intensa, sempre tem a ver com alterações da sua vida psicoafetiva, relacionada com a dinâmica familiar. Acreditamos, contudo, que o diagnóstico de inapetência só deveria ser feito após pesquisar o tipo e a quantidade de alimento ingerido, e de realizar um exame clínico detalhado, afastando possíveis causas orgânicas (infecções, verminoses, anemia etc.). E, finalmente, depois de pesquisar a utilização de manobras inadequadas no momento da alimentação que possam agir negativamente sobre o apetite da criança.

Se uma mãe fica muito ansiosa ao alimentar seu bebê, isso será percebido por ele desde as primeiras mamadas. Ele eventualmente deixará de aceitar o peito ou a mamadeira por não existir o clima de tranqüilidade e aconchego de que precisa. Se a relação entre mãe e filho, mediada por tensão e angústia, não for detectada e modificada, poderá desencadear, posteriormente, um verdadeiro transtorno.

Winnicott, pediatra e psicanalista infantil inglês, descreve tal situação quando diz que a "mãe suficientemente boa" deve oferecer ao bebê um adequado ambiente emocional para que, assim, seus braços possam fornecer-lhe um ambiente corporal satisfatório.

Esses são cuidados que a mãe só consegue ter quando usa seu estado de hipersensibilidade, tornando-se capaz de se identificar com o bebê. Isso ocorre desde o início, e assim ela tem condições de decodificar as necessidades infantis. Dessa forma, transforma o sem sentido (estado de agitação ou choro do bebê) em algo que tem sentido (oferecer-lhe colo e alimento).

Habitualmente, é a mãe quem fornece os dados clínicos a respeito da inapetência do filho, e quase sempre coloca o foco do problema exclusivamente nele. Porém, entendemos que a família como um todo colabora, de forma direta ou indireta, para o aparecimento desse sintoma na criança. O pediatra percebe logo, ou pelo menos deveria, se a falta de apetite não é resultado de doença, mas uma resposta que a criança utiliza para mostrar suas dificuldades em relação à maneira que é alimentada, ou a outros aspectos da dinâmica familiar. Essa resposta se torna repetitiva e, em geral, vem acompanhada de outras formas de alteração da conduta infantil, embora a família dirija suas queixas só ao ato de comer, porque de fato é o que mais angustia. Temos observado que, em muitos lares, a hora da refeição se converte numa situação conflitante, que acaba poluindo todo o clima familiar.

A ansiedade materna diante das dificuldades na alimentação se acentuam no momento da dentição ou quando aparecem doenças comuns da infância. É quando a criança terá menos vontade de comer simplesmente pelo incômodo que está sentindo. Deveríamos respeitar a eventual falta de apetite, totalmente normal e compreensível, e não insistir para que a criança coma. Porém, nessas situações reaparecem condutas estereotipadas e até cômicas dos adultos: podemos ver o pai latindo feito um cachorro, ou a avó fazendo caretas como um palhaço, enquanto a criança perambula pela casa e a mãe, com a colher na mão, à guisa de espada, sai em sua perseguição. A palavra espada está sendo usada no sentido literal, não metafórico. O que acontece é uma batalha e não uma situação lúdica e prazerosa: a criança continua rindo, com candura e ingenuidade, da brincadeira, enquanto a mãe, esperta e sorrateira, "enfia a espada", melhor dito, a colher, na boca aberta em inocente sorriso. Essa penosa situação poderia ser diferente se a mãe se sentisse amparada e orientada pelo pediatra.

A falta de apetite pode ser resolvida satisfatoriamente dentro do próprio grupo familiar a partir de pequenas modificações executadas pelos próprios familiares ou pela intervenção esclarecedora do pediatra da família. Devemos lembrar que em outras situações o sintoma pode desencadear quadros mais intensos ou estar sendo gerado por alterações psicológicas familiares mais profundas. Nem tudo é passível de prevenção e, às vezes, o que parece simples acaba evoluindo para situações mais complexas.

Às manipulações familiares para que a criança coma se acrescentam a administração de estimulantes de apetite e as tentativas dos pais de seguir tudo o que o médico ou os amigos indicam. Muitas vezes até são medidas antagônicas. Como se a falta de apetite pudesse ter uma "solução mágica". O problema é que a inapetência reflete justamente a culminação de um estado de tensão psicológica que altera todas as relações da criança com sua família.

Chegamos assim ao momento de uma importante conclusão: **o caminho mais adequado é estabelecer uma rotina fundamentada na fome da criança, para que ela tenha desejo de comer e, dessa forma, aceite o alimento.**

Objetivamente, se oferecemos comida à criança e ela se negar a aceitá-la, não devemos fazer nenhum tipo de comentário nem reprovação. O melhor é retirar o prato e aguardar a próxima refeição para proceder exatamente da mesma maneira. Porém, essa indicação tem de cumprir uma premissa essencial: deve perdurar todo o tempo necessário e não só em algumas refeições. Os pais têm todo o direito de questionar essas indicações e pensar: se existe um método tão simples e eficaz, ao alcance de todos, como pode haver tantas crianças inapetentes? A resposta é simples: o método é efetivo, mas encontra muitas vezes dificuldades intransponíveis pelo medo de que o filho "morra de fome" (o que constitui uma fantasia) e pela ansiedade e impotência dos pais. Em alguns momentos a ansiedade é tanta que os pais soltam frases nas quais se vislumbra uma certa hostilidade, como: "Se você não comer eu não vou gostar mais de você" ou "Se você não comer vai ficar doente e baixinho".

Quando nos aprofundamos no conhecimento desse sintoma e na história familiar, observamos que não existe só uma criança com falta de apetite. O microclima familiar certamente se encontra poluído: o filho não dorme ou quer dormir com os pais, faz birras muito intensas, não aceita as normas familiares de funcionamento ou simplesmente estas não existem. Obviamente, constatamos que é impossível tentar melhorar o apetite infantil sem restituir à família um funcionamento mais adequado.

TRANSTORNOS DO SONO

Sono normal

Nos últimos cinqüenta anos, o conhecimento sobre o sono avançou muito, graças ao aparecimento dos registros elétricos da atividade cerebral, que permitem a medição das atividades musculares, cardíacas e oculares. Assim, sabemos que existem dois tipos de sono.

A. *O lento:* sem movimentos oculares rápidos, que vai do momento do adormecimento ao início do sono profundo.
B. *O paradoxal*: com movimentos oculares rápidos, correspondendo ao sono mais profundo, que abriga a maioria dos sonhos.

O sono normal da criança tem seis ciclos durante a noite e cada um dura de sessenta a noventa minutos. O sono é freqüentemente interrompido por movimentos corporais e por dez a doze períodos breves de despertar noturno, dos quais a criança em geral não se lembra. **Como não se trata de um verdadeiro despertar, os pais não deveriam interferir, pois se o fizerem, a criança acabará acordando.**

A maior parte do sono profundo ocorre durante a primeira metade da noite. Esse fato é bem conhecido de quem cuida das crianças nas noites em que os pais saem de casa. Quando é proposto que essa pessoa durma no quarto da criança, para seu maior conforto, ela, em geral, se recusa, dizendo que prefere ficar acordada lendo uma revista ou assistindo à televisão até a chegada dos pais, justificando que dessa maneira ficará mais atenta às possíveis demandas da criança. Certamente se trata de uma pessoa com responsabilidade, mas também pode significar que ela sabe, por experiência, que a criança, nesse primeiro período, dorme profundamente e que, com certeza, na hora em que os pais voltam do passeio, vai começar a solicitar a presença de adultos em seu quarto, pois estará começando a fase menos profunda do sono.

Hoje se conhecem algumas relações entre a atividade cíclica do sono e outros processos que ocorrem no organismo, por exemplo: a liberação do hormônio do crescimento (STH) apresenta seu pico após o adormecimento, no início do sono lento. Quando uma criança apresenta problemas importantes na fase do sono profundo, acaba inibindo a liberação do hormônio, o que dificultará o crescimento. Com isso fica clara a íntima relação entre os processos psicoemocionais e os orgânicos.

Tem-se comprovado também que a atividade psíquica prossegue durante o sono. No momento do adormecimento, a criança fica relaxada, concentrando-se em si própria, em seu mundo interior, em seu universo imaginário, e assim tem a possibilidade de fazer surgir voluntariamente certos pensamentos e imagens prazerosas que a tranqüilizam e a induzem a dormir. Mas a criança pode ser tomada involuntariamente por imagens ameaçadoras daquilo que ela viveu durante o dia, o que acabará dificultando o sono.

Há também uma forma de "alucinação" que a criança apresenta quando se deita para dormir. Parecem situações incoerentes se não forem entendidas dentro de seu verdadeiro contexto. Essas alucinações aterrorizam as crianças, que dizem frases do tipo: "Entrou um fantasma pela janela" ou "tem um leão embaixo da minha cama". Tais alucinações são denominadas hipnagógicas, pelo fato de a criança ainda estar acordada (porém, quase dormindo).

Se ela estiver totalmente adormecida e acordar dizendo essas coisas, estaremos diante de um pesadelo e não de uma alucinação.

As alucinações estão relacionadas de certa forma aos programas de televisão que a criança assiste ou às histórias que ela ouviu. Isso nos leva a pensar que seria conveniente termos cuidado com o que deixamos as crianças lerem ou assistirem e até com determinados comentários feitos pelos adultos na presença delas, que poderão provocar sentimentos apavorantes.

Essas alucinações, como outras leves dificuldades no adormecer (pesadelos, sonambulismo etc.), são fatos universais, transitórios e normais, com os quais todas as crianças podem se deparar em algum momento de seu desenvolvimento.

Sabemos que reunir elementos propiciadores do bom sono é tarefa árdua e complexa, o que acaba explicando as consultas cada vez mais freqüentes ao pediatra ou mesmo ao psicólogo, em razão de alterações. Observamos, porém, que a maioria dos transtornos é leve e pode ser tratada com intervenções simples, que modifiquem a dinâmica familiar. Só um pequeno número de casos requer uma ação mais profunda e especializada, capaz de identificar conflitos maiores que provoquem os distúrbios do sono.

Há fenômenos que não constituem verdadeiros transtornos. São pequenas alterações do sono normal que se denominam parassonias. Elas aparecem durante o sono, podendo interrompê-lo ou não. São uma mistura de sono e vigília parcial. Geralmente não se trata de quadros graves, embora devamos reconhecer que chegam a perturbar a vida familiar. São eles:

Sonambulismo. Aparece nas primeiras três ou quatro horas do sono, sua causa é desconhecida e não requer tratamento. Há famílias com antecedentes desse quadro, que em geral desaparecem com o crescimento. É uma alteração benigna e só se deve tomar medidas que aumentem a segurança, para evitar acidentes. A lenda de que não se pode acordar o sonâmbulo porque ele "vai morrer de susto" não se justifica. A criança apenas fica atordoada e confusa, pois estava dormindo profundamente e não entende o que se passa.

Pesadelos. Sempre aparecem na segunda metade da noite, quase ao amanhecer. São sonhos que geram ansiedade: a criança desperta angustiada, com medo e gritando. Ela consegue explicá-los, o que permite aos pais tranqüilizá-la, afirmando que eles estão por perto e cuidando dela.

Terrores noturnos. Ocorrem na primeira metade da noite e se associam ao período de sono profundo. A criança acorda abruptamente e grita de uma maneira apavorante; quando os pais chegam ao seu quarto, a encontram pálida e com um suor frio, aterrorizada e sem poder fazer contato com a realidade. Embora seja amedrontador para os pais, nada vai acontecer, pois o quadro é benigno. A criança está dormindo profundamente e não vai se lembrar de nada.

Bruxismo. É o ranger de dentes provocado pela tensão concentrada na região da mandíbula. Essa tensão é descarregada durante o sono provocando esse barulho peculiar. Se for muito intenso, deve-se consultar um odontopediatra para tentar proteger os dentes. Caso contrário, nada deve ser feito.

Soniloquias. A criança pode gritar, falar, explicar coisas, rir ou chorar durante o sono. Emite frases confusas, das quais não vai se lembrar pela manhã. Não se deve acordá-la, visto que ela está dormindo tranqüilamente.

Movimentos automáticos. Existem crianças que batem ritmicamente a cabeça no travesseiro ou que balançam todo o corpo. Trata-se de condutas aprendidas para relaxar e adormecer, que podem ser acompanhadas de sons guturais. Começam aproximadamente aos nove meses e acabam de forma espontânea aos 2 anos. Só se deve evitar que a criança se machuque, utilizando protetores de berços.

Os verdadeiros transtornos

Em determinados períodos do desenvolvimento infantil, os transtornos do sono se tornam indicadores importantes de problemas das crianças, que podem estar ligados a diferentes fatores:

- **Sua origem:** são condições ambientais perturbadoras, como acordar o bebê para mamar em horários rígidos, sem que ele o solicite, ou deixá-lo chorar excessivamente porque ainda não está no horário estabelecido, ou por excessiva estimulação.
- **Dificuldades no vínculo com os pais:** impaciência ou descontinuidade afetiva.
- **Idade da criança:** os transtornos do sono se apresentam especialmente no primeiro semestre e no segundo ano de vida.

Destacamos que esses problemas estão se convertendo em algo freqüente e preocupante e traduzem, por um lado, o impacto dos novos modos de vida das famílias e, por outro, as dificuldades atuais na educação infantil.

Embora, em geral, os transtornos sejam benignos, não deveriam ser banalizados nem negligenciados. A presença de um bebê insone sempre repercute na vida familiar. Existe uma frase muito repetida pelas mães: "Estou muito tensa, meu filho não dorme, meu marido fica bravo e impaciente porque ele acorda cedo e precisa descansar". Esse clima de tensão e recriminação cria um círculo vicioso que acrescenta mais conflitos e, portanto, maiores transtornos ao sono da criança. Só mediante um tríplice enfoque (médico-psicológico-pedagógico) poderemos realizar uma adequada orientação terapêutica. A utilização indiscriminada de medicamentos, além de não atender a essa recomendação, está dirigida a suprimir o sintoma e não a diagnosticar suas causas.

Transtornos do primeiro semestre

Estão representados pelas insônias, que só após um cuidadoso interrogatório e exame clínico, que afaste causas orgânicas, poderão ser chamadas de "insônias funcionais". Elas aparecem nas primeiras semanas de vida e, pelas suas manifestações, podem ser classificadas como:

- **Típicas:** marcadas por períodos curtos de sono com despertar com choros e gritos.
- **Ruidosas:** as crianças dormem pouco durante o dia e, à noite, estão permanentemente chorando e gritando. Essas insônias têm enorme repercussão familiar, criando um clima de exasperação, cansaço e intolerância.
- **Motoras:** as crianças descarregam sua ansiedade por meio de gestos auto-eróticos elaborados e muito bem ritmados para a sua idade.
- **Calmas:** são as menos freqüentes. Bebês insones, porém calmos (até demais), ficam a noite inteira sem chorar nem fazer barulho. Podem ser sinal de um transtorno emocional mais importante.

Esse tipo de problema não tem solução rápida muito menos mágica. Sempre deverá ser consultado um psicólogo para tentar diagnosticar o transtorno vincular que facilita o aparecimento de insônias precoces.

Transtornos do segundo ano

Em geral, as alterações de sono estão relacionadas com as dificuldades familiares ou ao próprio processo normal de desenvolvimento psicoafetivo da criança, bem como às vicissitudes de seu crescimento motor.

Nessa idade, a criança mostra-se ambivalente entre a autonomia e a dependência, o que acaba se traduzindo em problemas ao deitar. Adormecer significa abandonar um mundo cheio de estímulos, e também separar-se da mãe.

Embora exista uma enorme diversidade de pequenas distorções do sono, podemos individualizar alguns problemas comuns a partir de uma classificação estereotipada, porém esclarecedora, das crianças e suas dificuldades para dormir.

Baterias que não descarregam. São crianças com hiperatividade motora que, por limitação de espaço ou por se verem impedidas de uma atividade mais constante e intensa, chegam à noite com um acúmulo de energia que lhes impede o bom sono. Muitos adultos inibem brincadeiras por medo de que a criança se machuque ou por acharem que ficará muito excitada. Com essa atitude, acabam atingindo o efeito oposto ao que desejam: uma criança inquieta, que não consegue encontrar a calma necessária para dormir. Os pais devem propor atividades adequadas, que não ofereçam perigo, mas que possibilitem à criança descarregar a energia e a agressividade que normalmente possui.

Anarquistas. São crianças oponentes, que resistem a ir para a cama e ainda lutam para não dormir, apesar de sentirem sono. Não apresentam sinais de ansiedade; simplesmente tentam vencer a autoridade dos pais com sua esperteza e manipulação. Após a primeira fase de sono profundo, costumam despertar e tentar por todos os meios dominar os adultos que as cercam, para que fiquem brincando com elas. Durante o dia, também apresentam uma conduta de oposição persistente aos pais. E muitas vezes traduzem, com suas birras, a ambivalência e a contradição dos adultos que, por não conseguirem impor limites claros, propiciam a ausência de rotina, insegurança e, em conseqüência, transtornos de sono. Essas crianças em permanente desafio precisam ser contidas, a fim de não ficarem perdidas em sua própria atitude transgressora. Elas precisam, para se tranqüilizar, que os adultos se mostrem afetivos e ao mesmo tempo firmes e coerentes em suas colocações.

Grude-grude. São crianças ansiosas, com muita angústia de separação da mãe, que é vivida de forma aguda e preocupante. O adormecer é difícil, elas têm medo de dormir, querem a mãe sempre perto, choram e não aceitam ficar sozinhas no quarto. Para conseguirem dormir, precisam realizar movimentos corporais, como balançar, chutar ou provocar pequenas batidas de cabeça contra as grades do berço – uma descarga de energia que às vezes consegue acalmá-las. Seu sono é superficial, despertam muitas vezes durante a noite e pela manhã acordam de mau humor, com dificuldade de sair do estado de sono. Essas situações também podem se dar por conta da angústia decorrente de pequenos traumas emocionais, ou de doenças, cirurgias, breves períodos de separação da mãe, viagens do pai, ou de uma permanência prolongada no berçário – por um período maior do que a criança aceita sem se angustiar. Tudo isso pode ser transitório, desde que o quadro que motiva a angústia seja reconhecido e modificado.

Palhaços. São crianças que até o último momento tentam atrair a atenção da família com suas gracinhas e palhaçadas, para não serem "abandonadas" pelos adultos. Seu sono é agitado e leve. Quando acordam pela manhã, instantaneamente tentam de novo chamar a atenção das pessoas próximas. Elas se sentem inseguras, precisam conquistar os adultos a cada minuto.

Como é fácil comprovar, os problemas de sono nessa fase são variados e devem ser cuidados atendendo-se às suas respectivas peculiaridades. Pensamos que, quando esses quadros se tornam persistentes e o grau de ansiedade da criança aumenta, se a família não estiver conseguindo encontrar uma forma pertinente de lidar com a situação, é conveniente que procure ajuda especializada. A insônia continuada provoca, tanto nos pais quanto na criança, uma soma de irritação, cansaço e angústia que contamina toda a relação familiar.

Julgamos importante salientar que se deve levar em conta a relação entre os sintomas corporais ou funcionais da criança (adoecer freqüentemente, inapetência, transtornos do sono) e a dinâmica familiar, o tipo de vínculos afetivos e o surgimento de crises.

Lembramos que, a partir de adequadas mudanças no cotidiano da criança, com estabelecimento de rotinas, com a organização da vida de acordo com suas peculiaridades, com a colocação de limites e com a fundamental reformulação dos aspectos vinculares entre pais e filhos, pode-se auxiliar na obtenção de uma melhora significativa dos diferentes transtornos que a criança apresente.

10
A ESCOLA E OS CAMINHOS DA ADAPTAÇÃO

(Este capítulo foi feito em colaboração com Heitor Fecarotta, da Escola Vera Cruz)

> A verdadeira educação não consiste só em ensinar a pensar, mas também em aprender a pensar sobre o que se pensa.
>
> Fernando Savater
> *O valor de educar*

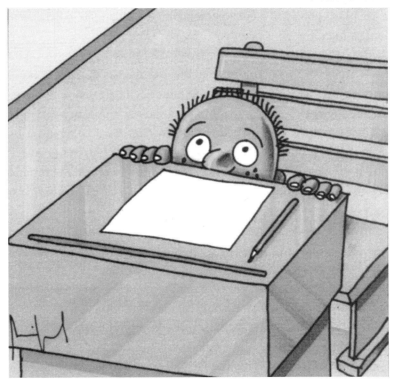

OS PRIMEIROS MOMENTOS

Desde o momento do nascimento, os contatos mais próximos do bebê sempre são estabelecidos com os pais e, especialmente, por questões biológicas e sociais, com a mãe. Com muita freqüência, ao final dos quatro ou cinco meses de idade, algumas famílias já requerem ajuda de profissionais para poder cuidar de seus filhos durante algumas horas do dia. É esse o motivo pelo qual, historicamente, surgiram escolas ou instituições que se encarregam de cuidar de crianças pequenas. Da mesma forma, para as de idade mais avançada, acreditava-se na conveniência de estarem na companhia de outras crianças e de começarem a viver em contextos diferentes dos familiares. Assim, foram criadas diversas instituições com essa finalidade, chamadas de creches, berçários, parques infantis ou pré-escolas, voltadas basicamente para o cuidado e a guarda de crianças menores de seis anos.

Em época mais recente, as escolas de educação infantil, específicas para essa faixa etária ou acopladas a escolas de ensino fundamental e médio, foram se especializando no conhecimento das características evolutivas dessa faixa de idade e constituíram organizações, currículos e didáticas próprias, além de se ocupar da formação de seus quadros profissionais. Porém, mesmo nesse âmbito, há uma diversidade muito grande quanto à maneira de abordar as crianças, o que implica concepções diferentes acerca da compreensão dessa etapa educativa.

Para que serve uma escola?

A escola representa, para a criança pequena, uma grande ampliação de seus horizontes: a convivência com outras crianças, o estímulo à curiosidade, a diversificação de experiências, a abertura para o conhecimento. É na escola que as crianças descobrem que aprender exige esforço, pois requer o desenvolvimento de habilidades, de concentração, a descoberta de métodos próprios e o contato com suas próprias limitações. Descobrem também que o aprender é gerador de muito prazer: o prazer de criar, de conseguir, de se sentir capaz e de avançar no seu processo de conhecer o mundo. A base sobre a qual se sustentam as aprendizagens que as crianças desenvolvem na escola é a relação afetiva que se cria entre a professora e seus alunos. É necessário aproveitar todas as situações de interação, que habitualmente se estabelecem entre as crianças e os adultos, para motivá-las a atuar, a assumir novas metas, a relacionar-se, a colocar-se problemas e a buscar soluções. Da mesma forma, é importante a oferta de situações ricas que permitam às crianças confrontar-se com novas experiências que lhes sejam interessantes e nas quais possam experimentar, manipular, observar etc.

As relações entre a família e a escola

Ainda que a família se constitua num primeiro grande âmbito de desenvolvimento e aprendizagem para a criança, a escola logo se converterá num espaço privilegiado, onde se desenvolverá todo um processo de socialização, de formação e de preparação para o futuro enfrentamento da vida adulta e profissional. A educação infantil e a escola em geral constituem contextos de desenvolvimento bastante diferentes do contexto familiar.

Enquanto na família as atividades realizadas estão inseridas na vida cotidiana, a escola se caracteriza por uma forte presença de atividades planejadas com uma série de finalidades e objetivos educacionais altamente sistematizados. Se o conteúdo das atividades realizadas na família para a criança traz conseqüências práticas imediatas, na escola as finalidades últimas das atividades se referem a uma realidade futura, e as mesmas aprendizagens têm um sentido a longo prazo, o que deverá se tornar significativo para a criança. Além disso, as aprendizagens da criança na família acontecem em estreita relação com aqueles que formam seu círculo mais imediato (normalmente relações um a um). Na escola, ao contrário, as relações das crianças em grupo com a professora são de outra natureza, em que as oportunidades de interação um a um se tornam mais escassas.

Muitos pais estranham quando seus filhos apresentam, na escola, condutas diferentes daquelas habitualmente reveladas em casa. Podem até atribuir isso à falta de percepção da professora ou a algo de errado no ambiente escolar. Na verdade, isso revela que as crianças, por estarem em pleno processo de elaboração da sua personalidade, podem reagir de formas diferentes diante de ambientes, pessoas e, às vezes, de exigências distintas.

Família e escola, apesar de serem dois contextos tão diferentes, devem desenvolver uma relação de colaboração em direção a um objetivo comum: ajudar a desenvolver de forma harmônica todas as capacidades da criança. Para isso é importante que se estabeleçam canais de comunicação e de entendimento entre ambas, por meio dos quais seja possível à escola conhecer o filho, e à família, conhecer o aluno. Dessa maneira, poderão construir uma percepção muito mais abrangente sobre a criança.

Na etapa de educação infantil, é tão habitual a freqüente comunicação entre as famílias e as professoras, que nem é necessário apontar os motivos que a tornam imprescindível. Em termos psicológicos, o fato de considerar que o desenvolvimento das crianças é um processo social e culturalmente mediado (não é um processo dirigido de dentro e impermeável às influências externas) nos obriga a considerar a importância dos contextos, principalmente a família e a escola, onde o crescimento pessoal se torna uma realidade.

Assim, tendemos a considerar que nesses contextos as crianças assumem papéis, estabelecem interações e participam de padrões de conduta cada vez mais complexos. Dessa maneira, vão incorporando pouco a pouco os elementos próprios de sua cultura, à medida que nesses contextos encontram pessoas que as guiam, as deixam participar e as acompanham no desenvolvimento de suas capacidades em direção à autonomia.

A entrada da criança na escola supõe uma ampliação importantíssima de seu meio, e é graças a essa ampliação que ela pode conquistar novas relações, novas emoções e novos conhecimentos. Mas é igualmente importante salientar que essas conquistas tendem a avançar quando as diferenças entre o que acontece na família e na escola são pouco significativas.

Uma criança, na escola, pode brigar com o colega pela disputa de um mesmo objeto, mas tanto na escola como em casa tem horários para se alimentar; pode, em casa, assistir à televisão de vez em quando, mas tanto em casa como na escola terá de guardar os brinquedos depois que acabar o jogo.

Quando devo colocar meu filho na escola?

Não existe idade ideal para iniciar a escolarização. O que deve ser considerado são as condições de organização familiar que envolvem, de um lado, as exigências da vida profissional dos pais, e de outro, a disponibilidade de parentes, amigos ou mesmo de uma pajem a cujos cuidados se possa confiar a criança. Assim, dependendo dessas circunstâncias, as crianças podem freqüentar berçários desde os 4 ou 5 meses de idade, o que coincide com o período de licença-maternidade legalmente instituído, ou em torno dos 2 ou 3 anos, quando elas já possuem um certo domínio das capacidades motoras e do uso da linguagem, que representa o início do que comumente se denomina fase pré-escolar.

Tomada essa decisão, a família deve se preparar para o enfrentamento de uma nova etapa na vida de todos e que envolve, desde o seu início, uma fase de adaptação.

A adaptação

Podemos dizer que a adaptação é um processo de elaboração, pela criança, da progressiva separação de seus pais e, conseqüentemente, da aquisição de níveis crescentes de autonomia. Nesse sentido, é um processo que se inicia desde o nascimento. Porém, alguns momentos são particularmente significativos, como, por exemplo, o ingresso na escola, que representa o segundo grande universo de aprendizagem na vida da criança.

Para ela, a adaptação à escola envolve um grande desafio: a separação do conhecido, do familiar, do que lhe dá segurança, e o início do vínculo com o novo, o desconhecido. A escola, portanto, configura-se como uma nova experiência com adultos, com os quais a criança nunca se relacionou antes. Trata-se de um ambiente agradável, porém, amedrontador (justamente por ser novo), onde há jogos e materiais atraentes e, o que é mais importante, com a presença de outras crianças da mesma faixa etária com as quais ela terá de interagir num processo de relação entre iguais. Isso tudo significa o início de uma vivência coletiva, na qual a criança terá de aprender a compartilhar espaços e materiais que são ao mesmo tempo seus e de todos. Terá, portanto, de aprender a enfrentar e a lidar com conflitos.

Essa criança, que ao longo de sua vida veio desenvolvendo todo um repertório no exercício de seu papel de filho na relação com seus pais, terá agora de adaptar essa experiência para exercer, a partir dela, seu novo papel: o de aluno, membro de um grupo, parte integrante de um coletivo, de uma instituição.

As experiências vividas na escola, em situação grupal, são as mais variadas e, às vezes, as crianças são capazes de encontrar soluções inusitadas para resolver os problemas que enfrentam.

Mariana, com 3 anos de idade, chegou atrasada à escola. Ao entrar na classe, todos os colegas já estavam conversando, sentados numa grande roda. Saudada pela professora, Mariana guardou seus pertences no local de costume e escolheu um lugar para sentar-se. Aproximou-se de Lucas que, imediatamente, estendeu seu corpo no chão, impedindo Mariana de se sentar. Ela, então, lhe perguntou:

– Por que você não me deixa sentar?
E Lucas, prontamente, respondeu:
– Porque você é feia!

Sem que a professora interferisse (na expectativa de que ambos fossem capazes de resolver o conflito), Mariana dirigiu-se ao final da sala e parou diante de um espelho, no qual podia enxergar a imagem de todo o seu corpo. Depois de ficar lá parada durante alguns instantes, voltou para perto de Lucas e disse:

– Eu não sou feia, eu sou gorda.

Ao ouvir sua ponderação, Lucas se recompôs, cedeu o lugar para Mariana e, juntos, puderam participar da roda de conversas. O conflito havia sido resolvido.

Como posso ajudar meu filho?

Dentre os fatores que podem facilitar o processo de adaptação, o mais importante é o acordo estabelecido entre os pais sobre o momento adequado para o início da escolarização de seu filho e, conseqüentemente, a escolha de uma escola que responda de maneira satisfatória às expectativas familiares quanto à sua formação. Quando falamos de acordo estabelecido entre os pais, estamos nos referindo ao convencimento de que, a partir desse momento, o casal não só acredita na importância da escola para a formação de seu filho, como está disposto a compartilhar essa responsabilidade com profissionais de educação. Assim, poderíamos dizer que os pais estão "prontos" para entregar seu filho à escola. Ora, essa entrega pressupõe confiança, e confiança pressupõe conhecimento. Daí a importância do processo de procurar a escola mais adequada. É a confiança na entrega que permitirá à criança sentir-se segura e autorizada para enfrentar os desafios inerentes à situação de adaptação à escola. Além disso, deve-se considerar que esse período é vivido pelos pais com bastante emoção e dúvidas, abrindo espaço para a emergência de diversos sentimentos envolvidos numa situação de entrega e separação. **"Será que fiz a escolha certa? Será que essa professora vai ser capaz de entender e acolher meu filho? Como ela vai conseguir, com tantas crianças no grupo? Mas ele ainda é tão pequeno... Acho que minha mãe tem razão. É muito cedo para colocá-lo numa escola."**

As crianças, por sua vez, estão com o olhar sobre seus pais, absorvendo todos esses sentimentos e códigos transmitidos. Nem sempre são capazes de compreender o que se passa e de expressar e nomear esses sentimentos, necessitando da ajuda dos profissionais da escola que, por vezes, precisam fazer leituras bastante refinadas para compreender e interferir no curso da adaptação.

Juliana foi uma filha muito esperada e, quando nasceu, já encontrou um irmão com quinze anos de idade. Ao completar 2 anos e meio, seus pais decidiram levá-la à escola pela primeira vez. A mãe parecia bastante "convencida" da importância de uma escola naquele momento da vida da filha e, assim, foi preparando Juliana para o início da adaptação que estava prestes a começar. Comprou roupas novas, uma linda lancheira e, sempre que possível, conversava com a filha sobre a importância do que estava por acontecer.

No primeiro dia de aula podia-se ver uma série de pais e mães acompanhando seus filhos que, como Juliana, também iniciavam seu processo escolar. A expectativa era de que todas as crianças, acompanhadas por seus pais, fossem encorajadas a entrar na sala de aula e, para isso, contavam com a ajuda da professora, da auxiliar e da orientadora. Algumas crianças rapidamente entravam na sala e já se entretinham com algum jogo ou material que lhes parecia mais familiar. Outras, agarradas a seus pais, observavam atentamente cada movimento, revelando ao mesmo tempo desejo de entrar e medo de se separar. Outras, ainda com olhar distante, "vagavam pelo espaço" sem se dar conta do que estava realmente acontecendo.

Diante da sala de aula, a mãe de Juliana a segurava firmemente no colo, como a vencedora que ostenta seu troféu e zela para que ninguém o tome. Em tom de pretensa convicção, apontava para o interior da sala e dizia à filha:

– Olhe quantas coisas interessantes, quantos amiguinhos! Vá lá brincar, Juju!

E seu corpo impassível continuava segurando a filha com tanta firmeza que sugeria mensagem contrária. Juliana, confusa e com olhar atônito, permanecia no colo da mãe sem saber a qual das mensagens devia responder.

Ao final do quinto dia, Juliana encontrava-se à porta da sala com a orientadora. Sua mãe, ainda presente, estava sentada a alguns metros de distância. Nesse momento, na tentativa de ajudá-la a se separar da mãe, a orientadora conversava sobre sua dificuldade em entrar na classe, quando foi surpreendida pelo seguinte comentário de Juliana:

– A minha mãe é tão esquisita... Ela quer que eu fique aqui e quer que eu fique lá.

Esse comentário, que posteriormente foi levado ao casal, numa entrevista, pela orientadora, possibilitou a revelação do dilema vivido por Juliana e a constatação de que sua raiz estava na dupla mensagem transmitida por sua mãe. A compreensão do que se passava e a conseqüente alteração de conduta acarretaram, a partir de então, um excelente processo de adaptação.

Será que meu filho vai se adaptar?

Na situação de adaptação, é de extrema importância a presença de um adulto familiar ou de alguém com quem a criança tenha uma forte relação de apego. Desde os primeiros momentos a criança precisará construir o vínculo de confiança e gradativamente transferi-lo para os novos adultos. Essa passagem, que envolve a participação intensa dos pais, é muito delicada e deve ser conduzida de forma lenta e cuidadosa. De um lado, a escola, na figura da professora que busca, com cada criança, uma maneira própria de aproximar-se, fazer convites, propor brincadeiras; de outro, o pai ou a mãe, a quem compete tranqüilizar o filho nessa passagem; e de outro ainda, a própria criança que, inicialmente ao lado da sua mãe ou do seu pai, vai revelando a cada passo sua real possibilidade de transferir vínculos.

Nos primeiros dias da adaptação, é comum que a criança aumente a quantidade de solicitações a seus pais: quero fazer xixi, quero beber água, estou com fome, quero ir embora, vem comigo até aqui, quero a minha chupeta etc. Essas são ótimas oportunidades para que esses pedidos possam ser transferidos para a professora ou outro adulto responsável, revelando assim a confiança que os pais depositam na escola e ao mesmo tempo colaborando com a elaboração de uma relação de confiança entre seu filho e os adultos que ali trabalham.

É assim que a professora vai aos poucos se delineando como aquela que também é capaz de atender a algumas solicitações, que acolhe, ajuda, estabelece os limites e que está junto numa relação de afeto.

Mas essa situação também pode ser geradora de ciúme. **"Como meu filho pode gostar tanto dessa desconhecida? Olhe só, já começou até a imitá-la... Que moça antipática, nem fala direito comigo... Será que ele vai acabar gostando mais dela do que de mim? Ela é tão jovenzinha...!"**

Do ponto de vista da criança, gostar da professora também pode gerar um sentimento de traição em relação a seus pais, que dificilmente se apercebem de tudo o que está se passando nesse momento. Entrar em contato com esses sentimentos e nomeá-los costuma ajudar muito pais e filhos na compreensão mútua do que ocorre nessa relação, permitindo a cada um retomar o curso da adaptação de forma mais relaxada e segura.

A presença dos pais também é importante para que a criança perceba que não será abandonada. Sempre que possível, é importante conversar com seu filho sobre o que se espera dele, ou seja, ficar na escola sem a presença dos pais, que no término do período letivo estarão com certeza de volta para buscá-lo.

Rodrigo, com cerca de 3 anos de idade, logo depois de despedir-se do pai, comentou com a professora:

– Agora eu já cresci! Lá na minha casa, eu era nenê que nem o meu irmão.

Mariana, da mesma idade, ao despedir-se da mãe, comentou:
– Eu já sei, a gente vai brincar na areia, depois vai para a classe, depois toca o sino e a mamãe vai aparecer naquele portão.

Pedro e Fábio, gêmeos de 2 anos e meio, experimentavam os primeiros dias de escola na ausência de sua mãe. Fábio agüentou até um certo ponto, quando então começou a chorar. As aproximações carinhosas das professoras pareciam não produzir efeito. Num dado momento, Pedro, seu irmão, se aproxima e indaga:

– Por que você está chorando?
Fábio responde com dificuldade:
– É que eu estou com saudade da mamãe.
Pedro abraça o irmão e diz:
– Não fica triste. A mãe vai voltar.

Para que as crianças se assegurem dessa situação e possam, com tranqüilidade, despedir-se de seus pais, não existe um tempo predeterminado. Não é possível estabelecer *a priori* o tempo requerido para a adaptação de uma criança. Isso porque há muitas variáveis em jogo: a história anterior de cada um, o padrão de relação com seus pais, as experiências prévias de separação etc. Para algumas crianças, a separação pode ser geradora de muita angústia, o que irá requerer um tempo mais longo da presença do pai ou da mãe. O importante é que a escola possa acompanhar atentamente esse processo, definindo com os pais as formas conjuntas de conduzi-lo e o tempo e a qualidade da permanência necessários.

O ritmo de cada criança, nesse momento de separação, deve ser então considerado, pois transferir vínculos pressupõe sua construção e internalização. Em geral, as crianças de 2 a 3 anos de idade levam cerca de cinco a doze dias com a presença de seus pais até que se complete a transferência.

Durante esse período, pequenas alterações no sono, alimentação, eliminação e humor podem ocorrer e são consideradas normais. Sentimentos de abandono, insegurança e medo ao enfrentar situações novas também são reações esperadas durante essa fase. Diante dessas manifestações, a demonstração de confiança nas crianças em transferir vínculos é fundamental e deve ser expressa para que se sintam encorajadas a vencer o desafio. Quando se sentem confiantes, elas suportam com maior tranqüilidade esse tempo, e o resultado é uma elaboração positiva dessa sua capacidade. Esses sentimentos positivos a respeito de si mesmas – auto-imagem – são representados pelas crianças que, a partir de então, podem transferir essa experiência para outras situações.

A mãe de João, depois de um período de quinze dias de adaptação do filho à escola, relata à professora sua surpresa ao notar a descontração e segurança com que ele passou a enfrentar situações já conhecidas e que lhe provocavam insegurança, tais como clube, casa dos avós e visita a amigos da família.

As alterações que requerem maior atenção por parte dos pais e da escola são: a angústia e a ansiedade manifestadas por meio de choro sofrido e acompanhadas de tensão facial e corporal, a apatia ou ausência de reações, a ansiedade associada à hiperatividade manifestada exclusivamente nessas situações. A desordem emocional vivida nessa situação pode acarretar uma desordem de pensamento, identificada por meio da linguagem. A criança pode se utilizar de frases confusas, incompletas e que não comunicam com clareza idéias e sentimentos. Essas manifestações requerem um processo de transferência de vínculos ainda mais lento e cuidadoso, pois sugerem a necessidade anterior de reconstrução de vínculos familiares. Em alguns casos, pode ser indicada a ajuda terapêutica.

Como escolher uma escola

É importante:

- Estabelecer uma relação construtiva entre família e escola, partindo principalmente do conhecimento mútuo.
- Compartilhar critérios educativos capazes de eliminar as discrepâncias entre escola e família, que podem ser danosas para as crianças.
- Que os pais procurem as escolas que mais atendam às suas idéias e às suas expectativas quanto à formação de seus filhos.
- Que a escola também possa se abrir, mostrando seus aspectos estruturais, a formação e a qualificação da equipe de profissionais (professores, especialistas, coordenadores, diretores e outros colaboradores), os critérios utilizados para o agrupamento das crianças, a permanência ou rotatividade de grupos de professores e também a organização do tempo escolar, as rotinas, as classes, as salas, o ambiente, os pátios e outros espaços.

EDUCAR E INSTRUIR

Definimos a educação como o processo pelo qual a criança se apropria dos produtos culturais, sendo a resultante do seu desenvolvimento pessoal relacionado com o meio familiar e sociocultural. Não significa um planejamento programado, mas uma conduta intrafamiliar que deveria ser explicitada para a criança como sendo uma forma de funcionamento que organiza a família.

A instrução é a aquisição de conhecimentos consolidados e sistemáticos. Embora muitos atos instrutivos eduquem e muitos atos educativos instruam, podemos afirmar que a educação cabe principalmente à família, e a instrução, à escola.

Essa dupla relação entre educar/instruir e família/escola deveria ser um "casamento sem divórcio", já que um se articula no outro. A família tem o privilégio de educar desde o momento do nascimento, imprimindo sua marca por meio de seus valores, limites e formas de relacionamento. Às vezes, não sabendo ou não podendo se incumbir dessa função, as famílias delegam à escola essa difícil tarefa, pretendendo que ela faça com o filho o que os pais não conseguiram, ou seja, educá-lo, de modo que ele se transforme em um cidadão digno. Essa é quase uma missão impossível, pois a instrução começa e se apóia na educação que a família deveria oferecer. Quando a instrução não é adequada, por essa omissão da família ou por motivos próprios da escola, o aluno acaba se prejudicando e até fracassando, sendo mais difícil para ele, nessas condições, se transformar no cidadão que se espera. Família e escola dividem a responsabilidade na formação integral do ser humano.

No que diz respeito à família, ela deve educar, respeitando o acordo ideológico e afetivo dos pais. A criança deveria ser tratada com uma certa unanimidade de critérios. É inadequado para a sua integração psicoafetiva receber mandatos contraditórios para uma mesma situação. Isso traz insegurança e ansiedade, pois a palavra do adulto se torna duvidosa e ambivalente.

Quando uma família exerce uma educação repressora, não deixa margem para a criança assimilar os mandatos de seus pais, nem oferece possibilidade de ela adequar sua conduta. Com freqüência, ouvimos frases ditas de forma contínua e automática, como: "Não corra", "Não grite", "Não faça bagunça". Para que as demandas dos pais possam ser aceitas, elas deveriam ser coerentes, firmes e justas. Se sempre dizemos "não", estamos apenas proibindo, sem educar.

A educação exercida pela família deveria estar sempre ancorada no respeito, no afeto e na ausência de medo. A criança deveria responder a uma ordem dos pais a partir da imagem internalizada de autoridade que ela tem deles.

Ela aprende fundamentalmente com o exemplo dos adultos. Se eles impõem um decálogo de normas e limites rígidos e moralistas, e depois lhe oferecem um modelo transgressor, acabam deformando a sua percepção. Quando o pai diz: "Arrume já os seus brinquedos!" e minutos depois deixa suas ferramentas espalhadas pelo chão, estará dando uma mensagem contraditória que deforma o limite entre o proibido e o permitido. O mesmo significado tem o estacionar em fila dupla ou o jogar lixo na rua etc. etc. etc.

Também o professor ensina com o exemplo e até pela maneira de relacionar-se tanto com os alunos quanto com as normas da instituição. Na escola tradicional, por momentos existe um divórcio entre o dizer e o fazer; a ética, a moral e o civismo estão circunscritos a um aprendizado teórico tratado só nas salas de aula.

Mas são outras as normas com as quais esses mesmos alunos se organizam fora da escola, existindo, assim, uma total incoerência entre a teoria e a prática. Observamos escolas que até podem ajustar seu discurso à sua prática, mostrando noções de ética mais coerentes, porém, alguns alunos, na volta para casa, ao dizerem: "Pai, hoje estava com tanta fome na escola que furei a fila na lanchonete", recebem como resposta do pai: "Você foi esperto e levou vantagem". O lamentável desse diálogo é que quando a escola, no dia seguinte, pretende discutir idéias de transgressão, cidadania e respeito pelos outros, ficará clara a contradição entre os seus valores e os da família.

Quando existe esse divórcio entre família/escola e entre certo/errado, o filho/aluno flutua entre a incerteza e a contradição, que vai estimulá-lo a realizar condutas com "saídas fáceis", impulsivas e, provavelmente, transgressoras. A comunhão entre a família e a escola, entre o que desejamos para nós e o que fazemos com os outros e pelos outros é o único caminho para formar indivíduos que possam dar origem a uma sociedade justa, ética e solidária.

APÊNDICE
A Pesquisa

ORIGEM DA PESQUISA

A idéia da pesquisa nasceu conjuntamente com o livro. A intenção era que ela nos permitisse trazer, para dentro do livro, famílias que não estivessem enfrentando nenhuma doença ou conflito especial, que poderiam falar de suas inquietações, angústias e desejos vividos fora de um ambiente de consultório. A pesquisa nos daria, assim, a oportunidade de comparar e analisar nossas experiências profissionais com famílias dentro do consultório e as vivências de outras famílias em seu "hábitat natural".

A pesquisa foi encomendada a duas psicólogas especializadas na área, Suzy Zveibil Cortoni e Cecília Russo Troiano, que optaram por realizar, em primeiro lugar, seis entrevistas em profundidade com nosso público-alvo: mulheres grávidas em sua primeira gestação, e mães e pais com filhos de até 3 anos. A finalidade desses contatos mais profundos foi levantar informações para a elaboração de um questionário aplicado a 180 pessoas, sendo 60 em cada um dos segmentos (gestantes, mães e pais), de classe social A/B, na cidade de São Paulo.

RESULTADOS DA PESQUISA

No que se refere à idade, vemos que a formação das famílias ainda é precoce, embora a tendência de adiar a chegada dos filhos seja crescente. Das grávidas entrevistadas, 40% tinham até 25 anos, ou seja, mesmo nas classes mais altas, a gravidez ainda acontece cedo. Com as mães e pais a situação foi semelhante: aproximadamente metade deles tinha até 30 anos quando nasceu seu primeiro filho.

Quanto ao tempo de casamento, também há pistas de que a precocidade está presente. Não se espera muito para aumentar a família: quase 70% das grávidas tinham até três anos de casadas e, entre elas, 28% estavam no primeiro ano do casamento.

Sobre o trabalho fora de casa, vemos que a tendência da mulher é diminuir ou eliminar sua atividade profissional com a chegada do bebê. Em nossa amostra, 67% das grávidas trabalhavam fora, mas apenas 37% das mulheres mantiveram suas atividades profissionais depois de se tornar mães. Isso nos leva a crer que, na classe social A/B, há uma "licença" social para que a mãe deixe de lado sua vida profissional em prol dos filhos.

O tamanho das famílias

Parece haver uma dimensão padrão entre as famílias de classe A/B: metade da amostra tinha até um filho e quase 40%, dois filhos. Famílias com mais de três filhos foram minoria. Esses dados confirmam as estatísticas brasileiras de população: as famílias nucleares estão cada vez menores (quatro pessoas).

A visão do casamento:
o antes e o depois

Pensamos no casamento como um marco na vida de um casal, e queríamos saber como nossos entrevistados viam esse momento, antes e depois de sua concretização.

Para a maioria, o amor é a grande expectativa do casamento: 77% o apontam como sua meta. A formação de uma família é a segunda colocada entre as expectativas, com 50% de menções, seguida de "ter uma companhia", com 20%. Outros sentimentos, como amizade, compreensão, troca de experiências e crescimento pessoal por meio da família aparecem como aspectos menos importantes no imaginário dos casais.

Podemos observar, nesses resultados, a idealização que o casamento suscita: em geral, o relacionamento é imaginado como algo romântico, tranqüilo, sem dificuldades a superar (ver Capítulo 2). Essa situação muda de figura após o casamento. O amor e a formação da família continuam mantendo-se como itens mais importantes, mas suas margens diminuem sensivelmente: 48% sustentam que o amor é a principal meta do casamento (antes de consumá-lo, a proporção era de 77%) e 44% afirmam que a formação da família garante a manutenção do casamento (contra 50% de antes).

Em contrapartida, outros elementos adquirem valor depois do casamento e passam a formar parte de sua base de sustentação: a companhia cresce como item importante para 30% (contra 20% de antes), bem como a amizade (20% contra 15% de antes) e a compreensão (20% contra 13% de antes).

A gravidez e o parto

O primeiro dado que chamou nossa atenção foi o alto índice de cesáreas: 65% das mães a fizeram. E 73% das gestantes afirmaram que gostariam de ter um parto normal. As questões que se colocam são: como surge esse descompasso entre o desejo da mulher e a prática na hora do parto? Quais são os motivos do alto índice de cesáreas no Brasil? (ver Capítulo 3).

No que se refere à presença do pai na sala de parto, vemos que ela ainda é tímida: apenas 25% dos pais estavam presentes no momento do nascimento de seus filhos. Surge aqui mais uma dúvida: os pais não desejam participar desse momento, as mulheres não o permitem ou, ainda, as instituições médico-hospitalares não estimulam sua presença? (ver Capítulo 3).

De acordo com as mulheres, os maridos são seus grandes companheiros durante a gravidez, dado que se contrapõe ao que temos ouvido no consultório. Ali, nossa experiência é que as grávidas se queixam bastante de seus maridos. Seja da falta de compreensão em relação ao seu estado, da ausência na hora de ir às consultas médicas ou, ainda, do seu pouco interesse pela gravidez. A partir dessa contradição entre a amostra da pesquisa e os dados de nossos consultórios, podemos pensar que as pacientes são mais exigentes, que demandam mais de seus maridos ou, ainda, que os comentários das grávidas ouvidas na pesquisa dizem mais sobre o que elas desejariam de seus maridos do que sobre o que realmente acontece. Inclinamo-nos a pensar que essa diferença nos comentários ocorre porque o espaço do consultório propicia o desabafo, enquanto a pesquisa pode ganhar um caráter de julgamento.

A mãe da gestante é apontada como segunda fonte de apoio durante a gravidez. E os médicos, que deveriam ter um papel fundamental na informação e segurança das mulheres, curiosamente não aparecem como pessoas facilitadoras durante o processo.

Quanto aos sentimentos da grávida, há uma tendência a explicitar apenas as sensações positivas. Assim, quando falam da gestação, aparece uma enxurrada de sentimentos positivos: alegria (30%), felicidade (27%), amor (22%). Outros sentimentos menos nobres são citados com menor freqüência: fragilidade (20%), medo (7%), insegurança (3%).

Isso acontece porque a grávida, de modo geral, não se permite expressar sentimentos negativos referentes à sua gravidez. Expor sentimentos negativos suscita nelas o medo de estar interferindo na sua relação com o bebê ou mesmo o de ser condenada socialmente. Porém, mães e pais evidenciam, após o nascimento dos filhos, maior tranqüilidade em falar de seus sentimentos ambivalentes em relação à gravidez. Parece que o distanciamento da situação os torna menos suscetíveis a possíveis condenações sociais.

Os pais são os que melhor conseguem descrever a situação passada: a ansiedade foi citada por 48% deles (contra 37% das mães e 33% das grávidas) e o medo por 15% (contra 12% das mães e 7% das grávidas). A insegurança teve 10% de menções das mães (7%

dos pais e 3% das gestantes). Os sentimentos positivos ainda mantêm uma superioridade: alegria (57%), amor (23%), felicidade (10%).

A chegada dos filhos: expectativas e realidade

Perguntamos o que os entrevistados esperavam antes da chegada dos filhos em relação aos papéis materno e paterno que iriam viver. Queríamos saber o que esse momento simbolizava em sua vida. Os três aspectos mais citados por todos foram: constituir família, curtir o desenvolvimento dos filhos e ser capaz de educá-los segundo o que se acredita.

E após a chegada dos filhos, o que muda? Vemos que, com o nascimento das crianças, a visão dos pais torna-se mais realista e menos idealizada. Constatamos, por exemplo, que entre os aspectos mais apontados um não estava presente nas expectativas iniciais: ter obrigações. Os três pontos que definem melhor a visão dos papéis materno e paterno após o nascimento são: ser capaz de educar os filhos conforme suas crenças, ter preocupações freqüentes com o futuro e curtir o desenvolvimento das crianças.

Sem dúvida, apesar das grandes alegrias e realizações propiciadas pelos filhos, a realidade mostra-se mais cheia de preocupações. A formação da família traz ao mesmo tempo alegrias, incertezas, esperanças e angústias.

A educação dos filhos

Perguntados sobre as áreas da educação em que se sentiam mais tranqüilos, pais e mães concentraram-se nas tarefas mais lúdicas, relacionadas ao lazer, como brincar (67% das mães e 78% dos pais) e dar banho nos filhos (45% das mães e 43% dos pais).

Já quando questionados sobre suas dúvidas na educação das crianças, a resposta mais imediata de mães e pais foi negar que existam dúvidas a respeito do tema (43% e 53%, respectivamente). Admitir que não sabem muito bem como agir em determinadas circunstâncias parece colocar em xeque sua capacidade e competência. Mas, num segundo momento, mães e pais admitem ter dúvidas. Elas estão relacionadas principalmente a manhas e limites: 53% das mães e 45% dos pais, além de 42% das grávidas, afirmam que as manhas e birras dos filhos são desafios nem sempre fáceis de vencer (ver Capítulo 4).

Essa porcentagem cresce quando conversamos com os pais no consultório. O que vemos é que eles estão, em sua grande maioria, bastante perdidos e agoniados com a educação dos filhos. Entendemos que esse aumento na porcentagem tem lógica: os casais vão ao consultório porque já existe um problema no relacionamento entre eles, algo que certamente terá influência no relacionamento com o filho e, conseqüentemente, na sua educação. Observamos também que, de modo geral, a educação dos filhos vem sendo relegada ou entregue às escolas (ver Capítulo 10).

Quando ocorrem incertezas e necessidade de orientação, palpites informais são mais procurados que um auxílio formal, vindo de profissionais especializados, como pediatras, psicólogos ou pedagogos. A família – avós e/ou parceiro – é a primeira a ser requisitada (83% dentre as mães e 80% dentre os pais). Esse dado não aparece tão claramente no consultório. As mulheres que não têm mãe ou família por perto para pedir ajuda na criação do filho se queixam dessa falta. E já aquelas que possuem uma família disponível costumam queixar-se da interferência ou da inadequação das avós (ver Capítulo 7).

Apesar da necessidade, por parte dos pais e mães, de criarem seus filhos de modo independente, de acordo com valores atuais e mais modernos, a figura da avó é muito marcante e presente no crescimento dos netos. Muitas vezes de forma inconsciente, a idéia de que "família orienta família" gera segurança em seus membros pela sensação de herança e continuidade, do que já é conhecido, próprio – e que deu certo.

Enfrentar as doenças dos filhos de modo tranqüilo também não parece ser o forte de nenhum pai, mãe ou candidatos a tal papel. 45% das mães, 37% dos pais e 38% das mulheres grávidas acham muito difícil lidar com doenças. Certamente, isso os coloca numa posição de impotência e/ou fragilidade na qual nunca gostariam de estar.

Quando o tema é a participação dos pais no cotidiano dos filhos, o efeito "vassoura nova" se faz presente: os pais tendem a colaborar com as mães, participando das atividades diárias do primeiro filho bem mais do que com o segundo ou o terceiro. Isso acontece principalmente quando a tarefa a ser cumprida é brincar (83% no caso do primeiro filho contra 12% com os outros). Parece que a novidade deixa de ser um fator estimulante e as obrigações passam a ser delegadas às mães.

Há outro índice importante a ser observado sobre a participação dos pais no cotidiano dos filhos: 25% deles nunca alimentaram os filhos ou lhes deram banho, 33% nunca trocaram uma fralda e 17% jamais colocaram seus filhos para dormir. Entendemos que esses números evidenciam uma diferença de atitude entre homens e mulheres: o pai, em seu papel de provedor, quando volta para casa depois de um dia de trabalho, tem a sensação do dever cumprido. A mulher, ao contrário, sente-se culpada ao voltar, com necessidade de dar ao filho o que não conseguiu dar-lhe durante o dia.

A alimentação

Falar sobre alimentação com mães é abordar um aspecto vital, inerente ao seu papel. Em geral, o que vemos é que elas são as principais responsáveis pela alimentação dos filhos até os 3 anos (70%), principalmente se não trabalham fora (92%). Depois das mães, aparecem as avós (29%). Os pais não se enquadram nesse papel, provavelmente por não haver espaço ou "permissão" das mães para tal atividade. Em geral, as mães sentem que essa é uma função que lhes cabe e têm prazer em assumir a atividade (97%). Elas nem sempre seguem as orientações do pediatra e alimentam os filhos com o que acreditam ser melhor para as crianças ou mais fácil para elas (53%). A maior parte afirma que a hora das refeições é muito tranqüila (62%), que respeita os horários (76%) e que deixa que as crianças comam quanto desejam (75%).

Esses dados são muito contraditórios com nossa experiência no consultório. Ali, as mães estão aflitas e muito ligadas à alimentação como sendo um problema. Devemos esclarecer aqui que as mães se sentem contentes e satisfeitas quando o filho come tudo que elas desejam. Só que, observando mais de perto, vemos que o filho é chantageado ou mesmo "comprado" para que coma tudo que a mãe considera adequado. Trata-se de uma situação que deixa a mãe feliz, mas que pode fazer com que as crianças acabem perdendo o verdadeiro prazer de comer (ver Capítulo 5).

O sono

Perguntadas sobre o sono dos filhos, as mães parecem defrontar-se com um aspecto delicado. Grande parte delas assegura que seus filhos não dormem sozinhos. Precisam de uma companhia para adormecer – seja de objetos calmantes, como chupeta, paninhos ou brinquedos – ou ainda da presença dos pais, propiciando o relaxamento para o sono. Além disso, são poucas as crianças que dormem a noite inteira (28%). Quase metade da amostra afirma que seus filhos acordam todas as noites pelo menos uma vez, causando estresse nas mães. É claro que, dependendo da faixa etária, esses hábitos mudam (ver Capítulos 5 e 6).

O banho

Apesar de o banho ser uma tarefa diária que poderia favorecer um momento de união e descontração para o casal e a família, apenas 3% dos pais afirmam ser responsáveis pelo banho dos filhos, uma proporção menor que a das babás ou empregadas (8%). As avós realizam a tarefa em 13% dos casos, e as grandes responsáveis são as mães, com 72%.

O inicio da socialização: escola/berçário

A entrada das crianças na escola tem acontecido a partir do primeiro ano e meio de idade até os 2 anos. Por tratar-se de um momento de rompimento dos vínculos mais estreitos (é um marco da separação de mães e filhos), as crianças, segundo informações das mães, têm uma adaptação média (49%) ou difícil (49%) na escola. Mas essa tarefa é dura para ambos.

Escolher uma escola também não é simples. Exige cuidados e paciência na procura, uma vez que a escola ideal, de acordo com as mães, deve ter uma proposta pedagógica clara e convincente (57%), ser afetuosa no trato com as crianças (45%), ser próxima da residência, para evitar um desgaste maior para as crianças (33%), ser espaçosa (28%) e ter classes pequenas (28%).

A percepção de "família" com a chegada dos filhos

Perguntados sobre suas expectativas em relação à família, pais e mães gestantes dão definições que evocam o lado cor-de-rosa. Os itens mais citados por eles são: amor, compreensão, companheirismo e respeito.

Falar de ganhos quando se tem filhos é mais fácil e socialmente mais aceito do que evocar perdas. Todos disseram que ganharam novas experiências, maior responsabilidade, felicidade, maturidade e companhia com o nascimento dos filhos. É difícil admitir as perdas que se haver tornado pai ou mãe acarreta (metade da amostra afirma não haver tido perdas).

São as mães que conseguem admitir mais facilmente alguma perda: elas observam que não possuem tanta liberdade para sair ou viajar (43%), que perderam a chance de crescer profissionalmente (7%) e que têm menos tempo para si mesmas (10%).

———————— dobre aqui ——————————

ISR 40-2146/83
UP AC CENTRAL
DR/São Paulo

CARTA RESPOSTA
NÃO É NECESSÁRIO SELAR

O selo será pago por

SUMMUS EDITORIAL

05999-999 São Paulo-SP

——————————— dobre aqui ———————————

CADASTRO PARA MALA-DIRETA

Recorte ou reproduza esta ficha de cadastro, envie completamente preenchida por correio ou fax, e receba informações atualizadas sobre nossos livros.

Nome: _____ Empresa: _____
Endereço: ☐ Res. ☐ Coml. _____ Bairro: _____
CEP: _____ - _____ Cidade: _____ Estado: _____ Tel.: ( ) _____
Fax: ( ) _____ E-mail: _____ Data de nascimento: _____
Profissão: _____ Professor? ☐ Sim ☐ Não Disciplina: _____

1. Você compra livros:
☐ Livrarias ☐ Feiras ☐ Psicologia ☐ Comportamento
☐ Telefone ☐ Correios ☐ Crescimento Interior ☐ Saúde
☐ Internet ☐ Outros. Especificar: _____ ☐ Astrologia ☐ Vivências, Depoimentos

2. Onde você comprou este livro? _____

4. Áreas de interesse:

5. Nestas áreas, alguma sugestão para novos títulos? _____

3. Você busca informações para adquirir livros:
☐ Jornais ☐ Amigos
☐ Revistas ☐ Internet
☐ Professores ☐ Outros. Especificar: _____

6. Gostaria de receber o catálogo da editora? ☐ Sim ☐ Não
7. Gostaria de receber o Ágora Notícias? ☐ Sim ☐ Não

Indique um amigo que gostaria de receber a nossa mala-direta

Nome: _____ Empresa: _____
Endereço: ☐ Res. ☐ Coml. _____ Bairro: _____
CEP: _____ - _____ Cidade: _____ Estado: _____ Tel.: ( ) _____
Fax: ( ) _____ E-mail: _____ Data de nascimento: _____
Profissão: _____ Professor? ☐ Sim ☐ Não Disciplina: _____

Editora Ágora

Rua Itapicuru, 613 7º andar 05006-000 São Paulo - SP Brasil Tel (11) 3872 3322 Fax (11) 3872 7476
Internet: http://www.editoraagora.com.br e-mail: agora@editoraagora.com.br